BEI GRIN MACHT SICH IHR WISSEN BEZAHLT

AF672779

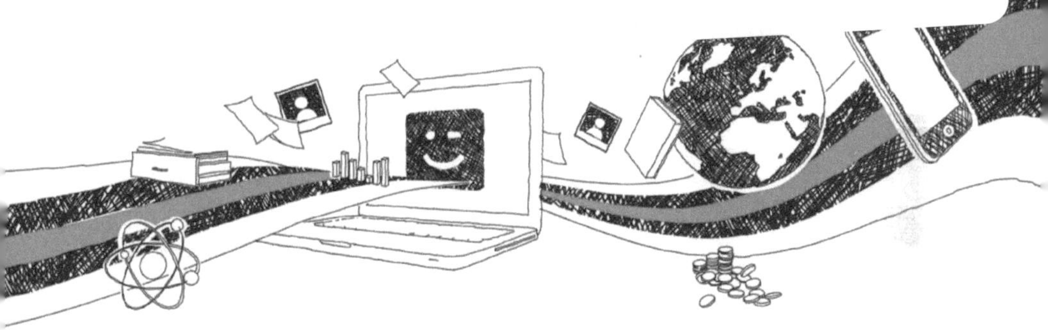

- Wir veröffentlichen Ihre Hausarbeit, Bachelor- und Masterarbeit

- Ihr eigenes eBook und Buch - weltweit in allen wichtigen Shops

- Verdienen Sie an jedem Verkauf

Jetzt bei www.GRIN.com hochladen und kostenlos publizieren

GRIN

Heiko Schrell

Effektivität eines betrieblichen Gesundheitsmanagements. Suchtprävention am Arbeitsplatz

GRIN Verlag

Bibliografische Information der Deutschen Nationalbibliothek:

Die Deutsche Bibliothek verzeichnet diese Publikation in der Deutschen Nationalbibliografie; detaillierte bibliografische Daten sind im Internet über http://dnb.d-nb.de/ abrufbar.

Dieses Werk sowie alle darin enthaltenen einzelnen Beiträge und Abbildungen sind urheberrechtlich geschützt. Jede Verwertung, die nicht ausdrücklich vom Urheberrechtsschutz zugelassen ist, bedarf der vorherigen Zustimmung des Verlages. Das gilt insbesondere für Vervielfältigungen, Bearbeitungen, Übersetzungen, Mikroverfilmungen, Auswertungen durch Datenbanken und für die Einspeicherung und Verarbeitung in elektronische Systeme. Alle Rechte, auch die des auszugsweisen Nachdrucks, der fotomechanischen Wiedergabe (einschließlich Mikrokopie) sowie der Auswertung durch Datenbanken oder ähnliche Einrichtungen, vorbehalten.

Impressum:

Copyright © 2014 GRIN Verlag GmbH
Druck und Bindung: Books on Demand GmbH, Norderstedt Germany
ISBN: 978-3-656-76332-1

Dieses Buch bei GRIN:

http://www.grin.com/de/e-book/275393/effektivitaet-eines-betrieblichen-gesundheitsmanagements-suchtpraevention

GRIN - Your knowledge has value

Der GRIN Verlag publiziert seit 1998 wissenschaftliche Arbeiten von Studenten, Hochschullehrern und anderen Akademikern als eBook und gedrucktes Buch. Die Verlagswebsite www.grin.com ist die ideale Plattform zur Veröffentlichung von Hausarbeiten, Abschlussarbeiten, wissenschaftlichen Aufsätzen, Dissertationen und Fachbüchern.

Besuchen Sie uns im Internet:

http://www.grin.com/

http://www.facebook.com/grincom

http://www.twitter.com/grin_com

HOCHSCHULE OSNABRÜCK
University of Applied Sciences

FAKULTÄT WIRTSCHAFTS- UND SOZIALWISSENSCHAFTEN

Bachelorprogramm
Betriebswirtschaft im Gesundheitswesen (B.A.)

Bachelorarbeit

Thema: Effektivität eines betrieblichen Gesundheitsmanagements am Beispiel von Suchtprävention am Arbeitsplatz

Bearbeiter: Heiko Schrell

Ausgabedatum: 24.01.2014
Abgabedatum: 07.03.2014

Inhaltsverzeichnis

Abbildungsverzeichnis

Tabellenverzeichnis

Abkürzungsverzeichnis

ArbSchG	Arbeitsschutzgesetz
ASiG	Arbeitssicherheitsgesetz
BAK	Blutalkoholkonzentration
BGF	Betriebliche Gesundheitsförderung
bzw.	beziehungsweise
DHS	Deutsche Hauptstelle für Suchtfragen
e. V.	eingetragener Verein
ebd.	ebenda (genau, gerade dort)
ENWHP	European Network for Workplace Health Promotion
et al.	Et alii, aliae, alia (hier: und andere)
etc.	et cetera (und so weiter)
f.	folgende (Seite)
ff.	fortfolgende (Seiten)
Hrsg.	Herausgeber
insb.	insbesondere
o. J.	ohne Jahresangabe
o. S.	ohne Seiten
u.	und
u. a.	und andere
UVV	Unfallverhütungsvorschriften
vgl.	vergleiche
WHO	World Health Organization
z. B.	zum Beispiel

Zusammenfassung

Die vorliegende Bachelorarbeit beantwortet die Frage nach Möglichkeiten und Erfolgsfaktoren einer effektiven Umsetzung eines betrieblichen Gesundheitsmanagements hinsichtlich der Prävention von Suchtmittelkonsum in Unternehmen. Die negativen Auswirkungen von Suchterkrankungen haben eine verminderte Leistungsfähigkeit der Belegschaft und gestörte interne Arbeitsabläufe zur Folge. Die Arbeit stellt neben den gesetzlichen Grundlagen und internationalen Richtlinien wie der Ottawa Charta und Luxemburger Deklaration ebenso eine Vielzahl von Maßnahmen vor, die in einem Unternehmen sowohl zur Bekämpfung, als auch zur Prävention von Suchterkrankungen eingesetzt werden können. Wenn man die Frage nach der Effektivität der verschiedenen Maßnahmen beantworten möchte, muss man feststellen, dass kein eindeutiges Maßnahmenbündel pauschal empfohlen werden kann. Vielmehr ist ein individuell ausgestaltetes und abgestimmtes Konzept notwendig, um zielgerichtet das gewünschte Ergebnis zu erreichen. Ein effektives betriebliches Gesundheitsmanagement schafft ein positives Arbeitsumfeld, hält die Leistungsfähigkeit der Belegschaft auf einem hohen Niveau und trägt damit zu einer Steigerung der Wirtschaftlichkeit in einem Unternehmen bei. Insbesondere vor dem Hintergrund des demografischen Wandels stellt ein funktionierendes betriebliches Gesundheitsmanagement auch ein Mittel dar, um hochqualifizierte Fachkräfte an das eigene Unternehmen dauerhaft zu binden und so die Wettbewerbsfähigkeit zu steigern. Die bisherigen rechtlichen und politischen Rahmenbedingungen sind in einem rollierenden Prozess zu überprüfen und zu erweitern.

Abstract

This Bachelor dissertation answers the question of the possibilities and success factors for the effective implementation of a company health management system with regards to the prevention of the consumption of addictive substances in a company. The negative effects of addiction lead to a decrease in the performance of the workforce and a disruption of internal work processes. Alongside legal framework conditions such as the Ottawa Charta and the Luxembourg Declaration, this dissertation also presents a variety of measures which can be used in companies to both fight and prevent addiction. When attempting to answer the question of the efficiency of the different measures, one must acknowledge that there is no clear set of measures which can be recommended in all cases. On the contrary, a concept which is designed and adapted individually is necessary in order to achieve the desired result in a targeted way. An effective company health management system creates a positive working environment, keeps the performance of the workforce at a high level and therefore contributes to an increase in the profitability of the company. Particularly in light of demographic change, a functional company health management system is also a means of permanently binding highly qualified specialist employees to the company and therefore increasing the competitive position. The existing legal and political framework conditions must be inspected and expanded in a continuous process.

1. Einleitung

In der heutigen Gesellschaft werden in allen Lebensbereichen Suchtmittel konsumiert, auch am Arbeitsplatz. Alkohol verursacht hierbei die größte Problematik, da dieses Suchtmittel gesellschaftlich zum größten Teil anerkannt und zudem leicht verfügbar ist.[1] Die Deutsche Hauptstelle für Suchtfragen e. V. geht davon aus, dass bei 1,3 Millionen Arbeitnehmern in der Bundesrepublik Deutschland eine Alkoholabhängigkeit vorliegt.[2] Eine Suchtmittelabhängigkeit ist eine Krankheit im medizinischen Sinne und kann sowohl schwere seelische, körperliche als auch soziale Folgen hervorrufen und im schlimmsten Fall mit dem Tode enden. Diese Abhängigkeiten sind in sämtlichen gesellschaftlichen Schichten und Altersklassen anzutreffen. Eine fachkundige Behandlung und professionelle Unterstützung ist daher zwingend notwendig.[3] Der Pro-Kopf-Verbrauch an reinem Alkohol liegt zurzeit bei 9,6 Litern pro Person im gesamten Bundesgebiet (Stand 2011). Im Vergleich zum Jahr 2010 ist dieser Wert konstant geblieben, was anhand der nachfolgenden Tabelle veranschaulicht werden soll:[4]

Tabelle 1: Alkoholverbrauch je Einwohner in Litern reinen Alkohols

Jahr	Liter	Veränderung zum Vorjahr
1995	11,1	
2000	10,5	
2005	10,0	
2009	9,7	- 2,0 %
2010	9,6	+ 1,0 %
2011	9,6	+ 0,0 %

Quelle: Eigene Darstellung nach Deutsche Hauptstelle für Suchtfragen e. V. [Hrsg.] (2013a): S. 11.

Man kann zwar erkennen, dass der Konsum von reinem Alkohol stetig abgenommen hat, allerdings muss man den demografischen Wandel in dieser Hinsicht berücksichtigen. So betrug beispielsweise im Jahr 1972 der Anteil der über 65 Jährigen 13,3 % und der unter 20 Jährigen 29,9 %. Im Vergleich zum Jahr 2011 hat sich dieses erheblich verändert, denn dort betrug der Anteil der über 65 Jährigen 20,4 % und der unter 20 Jährigen 18,1 %. Demzufolge gibt es heutzutage mehr erwachsene Konsumenten. Gleichzeitig geht man da-

[1] Vgl. Deutsche Hauptstelle für Suchtfragen e. V. [Hrsg.] (2014): o. S.
[2] Vgl. Deutsche Hauptstelle für Suchtfragen e. V. [Hrsg.] (2013b): o. S.
[3] Vgl. Stadt Graz - Magistratsdirektion Interne Krisenprävention und -intervention [Hrsg.] (o. J.): o. S.
[4] Vgl. Deutsche Hauptstelle für Suchtfragen e. V. [Hrsg.] (2013a): S. 11.

von aus, dass sich der Anteil problematischer Alkoholkonsumenten mit zunehmendem Alter reduziert; dies kann der Grund sein, warum der Pro-Kopf-Verbrauch stetig gesunken ist. Man sollte sich von diesen Fakten allerdings nicht täuschen lassen, da sich in der Arbeitswelt der wirtschaftliche Schaden durch alkoholbedingte Arbeitsunfähigkeit jährlich auf 1,5 Milliarden Euro beläuft.[5]

Aus dieser Ausgangssituation heraus entstand das Thema dieser Arbeit, welches eine Antwort auf die Frage geben soll, in welcher Form ein betriebliches Gesundheitsmanagement unterstützend wirken kann, suchtkranken Arbeitnehmern effektiv zu helfen und weitere Erkrankungen vorzubeugen.

Im zweiten Kapitel werden die wesentlichen Begriffe im Rahmen des betrieblichen Gesundheitsmanagements definiert und deren Einordnung im Gesamtgebilde „Unternehmen“ dargestellt.

Mit den gesetzlichen Grundlagen eines betrieblichen Gesundheitsmanagements setzt sich der dritte Abschnitt auseinander und mit bereits vorhandenen internationalen Richtlinien wie der Ottawa Charta und der Luxemburger Deklaration. Hier werden die Grundzüge und deren Kernaussagen begründet dargelegt.

Im vierten Kapitel wird vor dem Hintergrund des demografischen Wandels die Notwendigkeit eines betrieblichen Gesundheitsmanagements herausgestellt. Darüber hinaus wird in diesem Kapitel das Thema „Sucht am Arbeitsplatz“ thematisiert, wobei vor allem der Konsum von Alkohol im Vordergrund steht.

Abschließend wird auf das Thema „betriebliche Suchtprävention und Suchthilfe“ näher eingegangen. Zum einen werden wirksame Strategien als auch Maßnahmen zum Umgang sowie zur Prävention von Suchterkrankungen im Unternehmen aufgezeigt. Diese Verfahrensweisen werden hinsichtlich der erforderlichen Rahmenbedingungen untersucht. Außerdem wird die Zielgruppe betrachtet, für welche die Strategien und Maßnahmen eingesetzt werden können und die effektive Umsetzung wird eingeschätzt.

[5] Vgl. Deutsche Hauptstelle für Suchtfragen e. V. [Hrsg.] (2013a): S. 39 f.

2. Begriffsbestimmungen

2.1 Gesundheitsbegriff

Im Rahmen des betrieblichen Gesundheitsmanagements nimmt die Gesundheit der Belegschaft einen hohen Stellenwert ein. In einem Unternehmen, welches sich mit der Thematik des betrieblichen Gesundheitsmanagements beschäftigt, muss erst einmal geklärt werden, was eigentlich unter dem Begriff „Gesundheit" zu verstehen ist.[6]

Diesbezüglich gibt es eine Vielzahl von Definitionen des Gesundheitsbegriffs. Die am meisten genannte Begriffsbestimmung stammt von der Weltgesundheitsorganisation (WHO).[7] Demnach ist Gesundheit „ein Zustand vollkommenen physischen, seelischen und sozialen Wohlbefindens und nicht nur das Freisein von Krankheit und Gebrechen."[8]

An dieser Stelle wird der Terminus „Gesundheit" als ein Status bezeichnet, welcher sich frühestens einstellt, wenn der Mensch sich in seiner sozialen Umgebung körperlich und seelisch durchweg wohlfühlt. Das Fehlen einer Erkrankung reicht letztendlich nicht aus, um einen Menschen als gesund zu bezeichnen.[9]

Badura et al. definieren den Gesundheitsbegriff als eine Begabung, Probleme zu bewältigen und Gefühle zu regulieren. Aufgrund dessen wird ein positives psychisches und physisches Befinden bewahrt oder wiederhergestellt.[10]

Es gibt eine Vielzahl von Faktoren, welche die Gesundheit des Menschen beeinflussen. Beabsichtigt man die Gesundheit des Menschen genauer zu betrachten, so sind unterschiedliche Faktoren in diesem Zusammenhang zu berücksichtigen. Menschen, die beispielsweise im Freien arbeiten, sind häufiger krank als Menschen, die in einem Büro arbeiten, da sie gewissen Witterungsbedingungen ausgesetzt sind. Aufgrund dessen sollen in der nachfolgenden Abbildung einige Faktoren aufgezeigt werden, welche einen Einfluss auf die Gesundheit des Menschen haben können.[11]

[6] Vgl. Ulich, E. u. Wülser, N. (2010): S. 25.
[7] Vgl. Reiter, P. (2011): S. 9.
[8] World Health Organization (2003): o. S.
[9] Vgl. Reiter, P. (2011): S. 9.
[10] Vgl. Badura, B. u. a. (1999): S. 24.
[11] Vgl. Klett (o. J.): o. S.

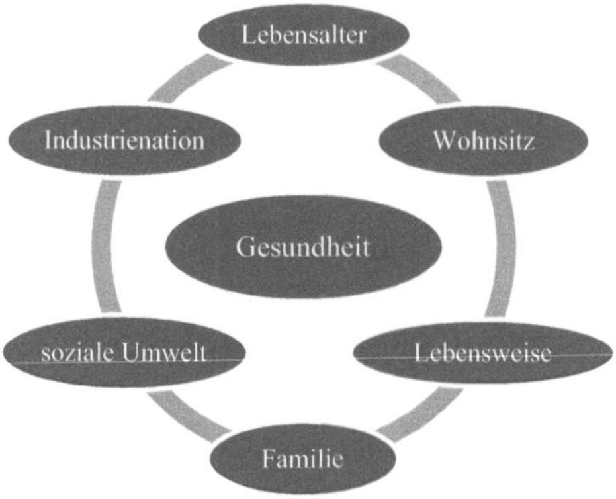

Abbildung 1: Einflussfaktoren Gesundheit

Quelle: Eigene Darstellung in Anlehnung an Klett (o. J.): o. S.

2.2 Betriebliches Gesundheitsmanagement

Allein eine Rückenschule oder spezielle Aktionswochen in der betrieblichen Kantine in Form einer Salatwoche führen nicht gleich zu einer gesunden Arbeitsumgebung. In diesem Kontext beinhaltet das betriebliche Gesundheitsmanagement weit mehr. Hierbei wird die traditionelle Gesundheitsförderung gezielt in die Unternehmensorganisation mit einbezogen und durchgängig weiterentwickelt. Die Gesundheitsförderung ist somit ein fester Bestandteil in der betrieblichen Organisation. In diesem Sinne wird aus der Gesundheitsförderung eine umfassende strategische Aufgabe, welche in der Verantwortung der Unternehmensleitung liegt. In einem betrieblichen Gesundheitsmanagement werden die gesamten unternehmerischen Aktivitäten gelenkt und integriert, die zum Ziel haben, die Gesundheit und das Wohlergehen der Arbeitnehmer zu bewahren und zu fördern. Diesbezüglich ist es notwendig, den Arbeitsschutz der Arbeitnehmer zu garantieren und Arbeitsbedingungen zu entwickeln, die sich gesundheitsförderlich auf das jeweilige Individuum auswirken. Weiterhin müssen spezifische Maßnahmen zur Bewerkstelligung der täglichen Arbeit angeboten werden. Darüber hinaus ist die Effektivität und Rentabilität der Maßnahmen zu überprüfen. Ein am Bedarf ausgerichtetes betriebliches Gesundheitsmanagement bietet dem Unternehmen die Chance, finanzielle Mittel wirtschaftlich einzusetzen.[12]

[12] Vgl. DAK-Gesundheit [Hrsg.] (2013): S. 5.

Demzufolge versteht man unter einem betrieblichen Gesundheitsmanagement „die Entwicklung integrierter betrieblicher Strukturen und Prozesse, die die gesundheitsförderliche Gestaltung von Arbeit, Organisation und dem Verhalten am Arbeitsplatz zum Ziel haben und den Beschäftigten wie dem Unternehmen gleichermaßen zugutekommen."[13]

In diesem Zusammenhang ist die betriebliche Suchtprävention ein verpflichtender Baustein des betrieblichen Gesundheitsmanagements und muss organisatorisch wie auch praktisch in das betriebliche Gesundheitsmanagement integriert werden. Dieses soll anhand der nachstehenden Abbildung veranschaulicht werden.[14]

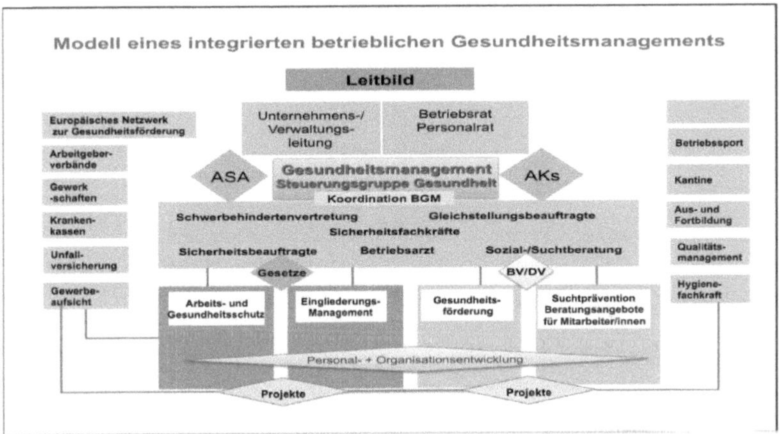

Abbildung 2: Modell eines integrierten betrieblichen Gesundheitsmanagements

Quelle: Deutsche Hauptstelle für Suchtfragen e. V. [Hrsg.] (2011a): S. 95.

Zentrale Ziele des betrieblichen Gesundheitsmanagements:

Tabelle 2: Ziele des betrieblichen Gesundheitsmanagements

• Langfristige Senkung von Kosten durch Reduzierung von Fehlzeiten • Arbeitszufriedenheit / Wohlbefinden der Arbeitnehmer steigern • Heilung chronischer Erkrankungen / betriebliche Wiedereingliederung • Förderung der Flexibilität und Kreativität des gesamten Personals

Quelle: Eigene Darstellung in Anlehnung an Badura, B. u. a. (1999): S. 34.

[13] Badura, B. u. a. (1999): S. 17.
[14] Vgl. Deutsche Hauptstelle für Suchtfragen e. V. [Hrsg.] (2011a): S. 95.

Nutzeffekte eines betrieblichen Gesundheitsmanagements

Kostenreduzierung Entgeltfortzahlung

- Mithilfe eines betrieblichen Gesundheitsmanagements können die Aufwendungen (Kosten), welche bei Entgeltfortzahlung für das Unternehmen entstehen, reduziert werden. Zudem trägt ein betriebliches Gesundheitsmanagement dazu bei, dass auf lange Sicht der Krankenstand der Arbeitnehmer reduziert werden kann. Dies bedarf allerdings einer kontinuierlichen sowie langfristigen Durchführung eines betrieblichen Gesundheitsmanagements im Unternehmen, um auch künftig die Krankenstände auf einem einmal erreichten niedrigen Stand zu halten.[15]

Reduzierung der Fehlerquote

- Erhöhte Fehlerquoten sind ein Indiz für eine defizitäre Prozessqualität. Der Grund liegt meistens in einer schlechten Einarbeitung, großem Zeitdruck oder ungenauen Absprachen. Diesbezüglich können erhöhte Reklamationsquoten entstehen, was wiederum beim Arbeitnehmer zu einem zusätzlichen Stress und auf Seiten der Kunden zu einer erhöhten Kundenunzufriedenheit führen kann. Aufgrund dessen besteht durch ein betriebliches Gesundheitsmanagement die Chance, durch Erhöhung der Stressresistenz der Arbeitnehmer eine Steigerung der Prozessqualität im Unternehmen zu erreichen.[16]

Erhöhung der Kundenzufriedenheit

- Betriebliches Gesundheitsmanagement kann einen Beitrag dazu leisten, dass sich die Zufriedenheit der Kunden erhöht. Im Zuge einer verbesserten Kommunikation, Motivationserhöhung und Engagement der Arbeitnehmer wird eine große Beratungsqualität gewährleistet. Einwandfreie Abläufe ermöglichen dem Kunden zudem einen guten Service sowie Termintreue. Infolgedessen steigert eine bessere Beratungs- und Dienstleistungsqualität die Kundenzufriedenheit und es entstehen dauerhafte Kundenbeziehungen.[17]

---

[15] Vgl. AOK-Bundesverband [Hrsg.] (2007): S. 28.
[16] Vgl. AOK-Bundesverband [Hrsg.] (2007): S. 37.
[17] Vgl. AOK-Bundesverband [Hrsg.] (2007): S. 30.

Für Unternehmen und Arbeitnehmer ergeben sich zudem weitere Nutzeffekte bei erfolgreicher Umsetzung eines betrieblichen Gesundheitsmanagements:[18]

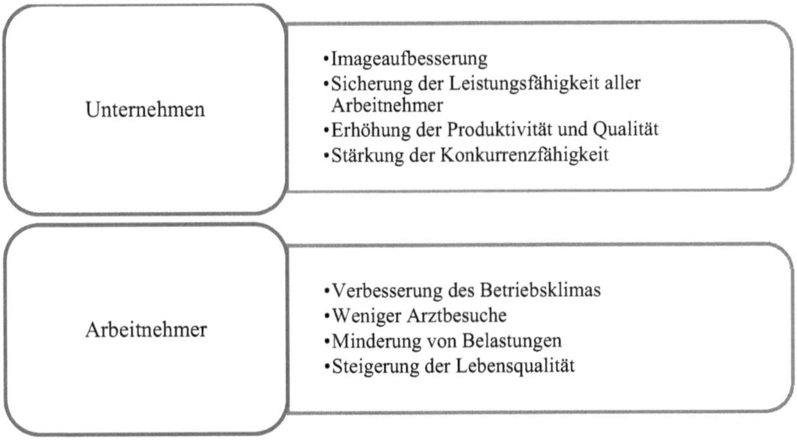

Abbildung 3: Nutzeffekte eines betrieblichen Gesundheitsmanagements

Quelle: Eigene Darstellung in Anlehnung an Bundesministerium für Gesundheit [Hrsg.] (2011): S. 9.

2.3 Betriebliche Gesundheitsförderung

Der ideale Schauplatz für die betriebliche Gesundheitsförderung (BGF) ist das Unternehmen[19], da in diesem Bereich eine geschlossene Adressatengruppe angesprochen wird und es diesbezüglich schon etablierte Kommunikationswege gibt.[20] Hierdurch besteht die Möglichkeit, die Gesamtheit der Belegschaft zu erreichen und zu integrieren. Das Interesse eines Unternehmens, sich für die Gesundheit der Belegschaft einzusetzen, wird anhand einer besseren Leistungsfähigkeit und Leistungsbereitschaft gesunder Arbeitnehmer argumentiert. Hierzu zählen die physische Gesundheit und das seelische Wohlbefinden.[21]

Die Luxemburger Deklaration definiert die BGF als einen Prozess, in dem Maßnahmen, die zur Förderung der Gesundheit und dem Wohlergehen am Arbeitsplatz dienen, gemeinschaftlich von Unternehmensinhabern, Arbeitnehmern sowie der Gesellschaft

[18] Vgl. Bundesministerium für Gesundheit [Hrsg.] (2011): S. 9.
[19] Vgl. Amann, G. u. Wipplinger, R. [Hrsg.] (1998): S. 389.
[20] Vgl. Deutsche Hauptstelle für Suchtfragen e. V. [Hrsg.] (2012b): o. S.
[21] Vgl. ebd.

durchgeführt werden. Mittels Kombination der nachfolgenden Ansätze kann dies erreicht werden:[22]

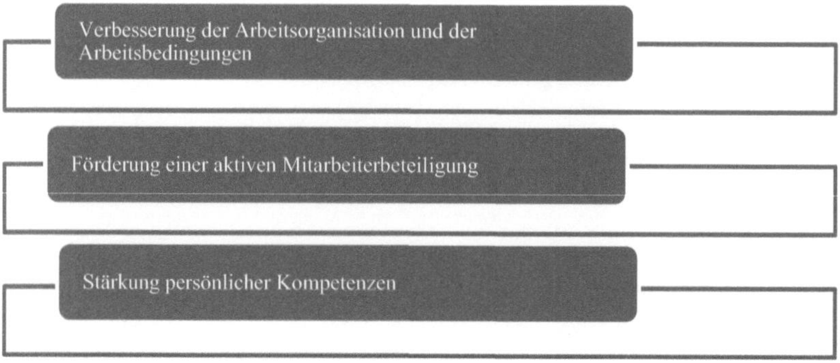

Abbildung 4: Ansätze betrieblicher Gesundheitsförderung

Quelle: Eigene Darstellung nach Europäisches Netzwerk für betriebliche Gesundheitsförderung [Hrsg.] (2007): o. S.

Des Weiteren hat die Luxemburger Deklaration aus dem Jahr 1997 Qualitätskriterien festgelegt, welche Anforderungen erfüllt sein müssen, um Maßnahmen der BGF effektiv umzusetzen:[23]

- **Partizipation**
  Alle Arbeitnehmer sind am Prozess der BGF zu beteiligen.
- **Integration**
  Es besteht die Notwendigkeit, die BGF bei sämtlichen gewichtigen Entscheidungen einzubeziehen. Zudem ist sie in allen Abteilungen des Unternehmens zu integrieren.
- **Projektmanagement**
  Sämtliche Maßnahmen und Programme, die zur Förderung der Gesundheit der Arbeitnehmer beitragen, sollten zielgerecht umgesetzt werden.
- **Ganzheitlichkeit**
  BGF umschließt zwei Bereiche der Prävention: auf der einen Seite die Verhaltensprävention (Personen) und auf der anderen Seite die Verhältnisprävention (Arbeitsbedingungen). Infolgedessen ist die BGF ein wichtiger Bestandteil der Personal- und Organisationsentwicklung.[24]

---

[22] Vgl. Europäisches Netzwerk für betriebliche Gesundheitsförderung [Hrsg.] (2007): o. S.
[23] Vgl. Reiter, P. (2011): S. 31.
[24] Vgl. Europäisches Netzwerk für betriebliche Gesundheitsförderung [Hrsg.] (2007): o. S.

3. Gesetzliche Grundlagen und Richtlinien

3.1 Arbeitsschutzgesetz

Das Arbeitsschutzgesetz (ArbSchG) stammt aus dem Jahr 1996 und ist letztmalig im Jahr 2013 aktualisiert worden.[25]

Es ist die entscheidende Gesetzesgrundlage, um Maßnahmen des Arbeitsschutzes durchzuführen, die dazu dienen, die Sicherheit sowie die Gesundheit der Arbeitnehmer am Arbeitsplatz zu bewahren und zu verbessern.[26] Darüber hinaus regelt dieses Gesetz alle maßgeblichen Rechte und Pflichten des Arbeitgebers und Arbeitnehmers.[27]

Wesentliche Inhalte:

(1) Das Ziel dieses Gesetzes besteht darin, die Gesundheit aller Arbeitnehmer mittels Maßnahmen des Arbeitsschutzes zu bewahren und zu verbessern (vgl. § 1).[28]
(2) Der Arbeitgeber muss eine Gefährdungsbeurteilung durchführen, um Maßnahmen einzuleiten, die für den Arbeitsschutz der Arbeitnehmer erforderlich sind (vgl. § 5).[29] Präventive Maßnahmen müssen in ihrer Effektivität überprüft werden (vgl. § 3).[30] Dokumentation ist notwendig (vgl. § 6).[31]
(3) Der Arbeitgeber hat dafür zu sorgen, dass die Arbeitnehmer bezüglich der Sicherheit und des Gesundheitsschutzes eine regelmäßige Unterweisung erhalten (vgl. § 12).[32] Auf Seiten des Arbeitgebers besteht die Möglichkeit, Aufgaben und Pflichten an qualifizierte Arbeitnehmer zu delegieren (vgl. § 13).[33] Der Arbeitgeber ist dazu verpflichtet, die Umsetzung der delegierten Aufgaben zu überprüfen (vgl. § 7).[34]
(4) Die Arbeitnehmer stehen in der Verantwortung, Hinweise des Arbeitgebers zu beachten und darüber hinaus dafür zu sorgen, dass durch ihre Tätigkeiten keine anderen Personen in Gefahr geraten (vgl. § 15).[35] Außerdem steht der Arbeitnehmer in der

[25] Vgl. juris (2013): o. S.
[26] Vgl. ebd.
[27] Vgl. Meyer, J. A. u. Tirpitz, A. (2008): S. 6.
[28] Vgl. § 1 Abs. 1 Satz 1 ArbSchG.
[29] Vgl. § 5 Abs. 1 ArbSchG.
[30] Vgl. § 3 Abs. 1 Satz 2 ArbSchG.
[31] Vgl. § 6 ArbSchG.
[32] Vgl. § 12 Abs. 1 Satz 1 ArbSchG.
[33] Vgl. § 13 Abs. 2 ArbSchG.
[34] Vgl. § 7 ArbSchG.
[35] Vgl. § 15 ArbSchG.

Pflicht, festgestellte Mängel, die eine Gefahr für die Gesundheit und Sicherheit anderer darstellen, unverzüglich dem Arbeitgeber mitzuteilen (vgl. § 16).[36]

3.2 Arbeitssicherheitsgesetz

Im Jahr 1973 ist das Arbeitssicherheitsgesetz (ASiG) verabschiedet worden. Dieses Gesetz verpflichtet den Arbeitgeber dazu, eine qualifizierte Unterstützung im Rahmen des Arbeitsschutzes sowie der Unfallverhütung zu garantieren.[37] Gemäß § 1 Abs. 1 Satz 1 ASiG ist der Arbeitgeber beauftragt, Betriebsärzte und Fachkräfte für die Arbeitssicherheit in schriftlicher Form zu bestellen. Hiermit will man erreichen, dass

- Richtlinien des Arbeitsschutzes und der Unfallverhütung zweckmäßig im Unternehmen angewandt werden.
- fundierte arbeitsmedizinische und sicherheitstechnische Erfahrungen, welche sowohl zu einer Verbesserung des Arbeitsschutzes als auch zur Unfallverhütung beitragen, dementsprechend im Unternehmen umgesetzt werden können.
- Maßnahmen, die zur Verbesserung des Arbeitsschutzes und der Unfallverhütung beitragen, eine nach Möglichkeit große Effektivität erzielen.[38]

Außerdem soll dieses Gesetz eine adäquate Beratung der Arbeitgeber gewährleisten.[39]

3.3 Ottawa Charta

Die Ottawa Charta der WHO stellt im Rahmen des betrieblichen Gesundheitsmanagements einen bedeutsamen Ausgangspunkt dar. Diese Charta ist im Jahr 1986 in der kanadischen Hauptstadt Ottawa im Rahmen der ersten internationalen Konferenz zur Gesundheitsförderung beschlossen worden. Ein Grundgedanke dieser Charta bestand darin, sowohl gesundheitsförderliche Lebenswelten als auch Gesundheitsdienste ins Leben zu rufen.[40]

[36] Vgl. § 16 ArbSchG.
[37] Vgl. Treier, M. u. Uhle, T. (2011): S. 62.
[38] Vgl. § 1 ASiG.
[39] Vgl. Meyer, J. A. u. Tirpitz, A. (2008): S. 7.
[40] Vgl. Weltgesundheitsorganisation (1986): o. S.

Im Rahmen der Implementierung sollten noch zusätzliche Vorgaben Berücksichtigung finden:[41]

Tabelle 3: Grundgedanken der Ottawa Charta

Interessen vertreten	Verschiedene Faktoren haben einen Einfluss auf die Gesundheit, deshalb ist es notwendig, dass „politische, biologische, ökonomische, kulturelle Umwelt und Verhaltensfaktoren berücksichtigt werden."[42] Die Interessen der Betroffenen sollen repräsentiert werden mit dem Ziel, eine positive Beeinflussung zu erzielen.
Befähigen und ermöglichen	Gesundheitsfördrung basiert auf Gleichberechtigung. Gesundheitsförderndes Vorgehen ist bestrebt, sowohl vorhandene soziale Unterschiede des Gesundheitszustandes zu minimieren, als auch für jeden Menschen gleiche Voraussetzungen und Möglichkeiten zu bieten, mit jeder Mensch in der Lage ist, sein größtmöglichstes Gesundheitspotenzial zu realisieren.
Vermitteln und vernetzen	Gesundheitsförderung beruht auf einer Zusammenarbeit aller Beteiligten (Personen, Regierungen, Organisationen). Hierbei müssen kulturelle, regionale oder auch nationale Besonderheiten in Betracht gezogen werden.

Quelle: Eigene Darstellung in Anlehnung an Weltgesundheitsorganisation (1986): o. S.

Die BGF ist hierbei schon als ein Ziel benannt worden. Aufgrund dessen sind in der Ottawa Charta aus dem Jahr 1986 die Wurzeln des betrieblichen Gesundheitsmanagements zu sehen.[43]

3.4 Luxemburger Deklaration

Im Jahr 1997 ist die Luxemburger Deklaration von allen Mitgliedern des Europäischen Netzwerks für betriebliche Gesundheitsförderung (ENWHP) verabschiedet worden. Die Funktion dieser Deklaration besteht darin, auf die Notwendigkeit einer systematischen

[41] Vgl. Weltgesundheitsorganisation (1986): o. S.
[42] Weltgesundheitsorganisation (1986): o. S.
[43] Vgl. Badura u. a. (1999): S. 15.

qualifizierten Gesundheitsförderung hinzuweisen, die für die Bewahrung und Steigerung der Beschäftigungsfähigkeit von hoher Bedeutung ist. Obendrein bietet sie eine Plattform, um Erkenntnisse in diesem Bereich auszutauschen. In den vergangenen Jahren ist diese Deklaration von vielen Unternehmen unterzeichnet worden. Aus diesem Grund sind diese Unternehmen dazu verpflichtet, die Inhalte aktiv umzusetzen. Eine letztmalige Aktualisierung erfolgte im Jahr 2007.[44]

4. Notwendigkeit eines betrieblichen Gesundheitsmanagements

4.1 Demografischer Wandel

Der demografische Wandel bestimmt sich durch die sich verändernde Zusammensetzung der Bevölkerungsstruktur im Hinblick auf die regionale Verteilung der ethnischen Zusammensetzung der Alters- und Geschlechtszusammensetzung sowie der Art der Bevölkerung. Wesentlich beeinflusst wird der Wandel durch die Anzahl der Geburten, der Sterbefälle und durch die Wanderungsbilanz (Aus- und Einwanderung).

In der Bundesrepublik Deutschland wird der demografische Wandel anhand einer stetig anwachsenden Lebenserwartung und des Rückgangs von Geburten deutlich. Infolgedessen reduziert sich die Bevölkerungszahl in Deutschland fortlaufend seit dem Jahr 2003. Die Ursache liegt darin begründet, dass die Sterberate seit Jahrzehnten deutlich höher ist als die Geburtenrate.

Des Weiteren findet eine Verschiebung der Altersstruktur statt. Dies hat zur Folge, dass es immer mehr ältere als jüngere Menschen in der Bundesrepublik geben wird. Diese Entwicklung der Altersstruktur wird sich aufgrund des demografischen Wandels auch in Zukunft weiter fortsetzen.[45] In der nachstehenden Abbildung wird diese Problematik dargestellt.

---

[44] Vgl. Verband Deutscher Betriebs- und Werksärzte e. V. [Hrsg.] (2009): S. 6.
[45] Vgl. Bundesministerium des Inneren [Hrsg.] (2011): S. 11.

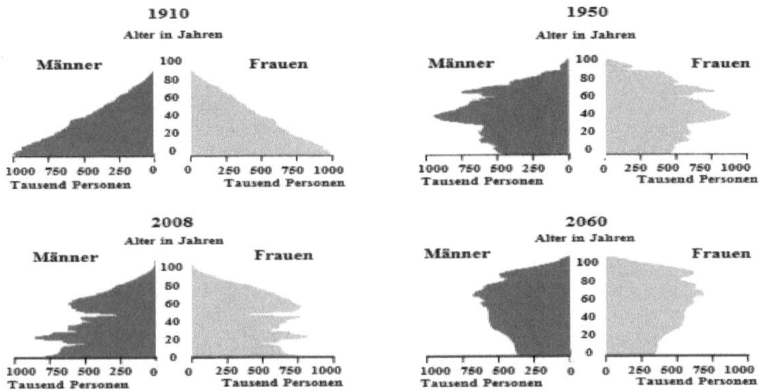

Abbildung 5: Altersaufbau der Bevölkerung in Deutschland

Quelle: Eigene Darstellung in Anlehnung an Statistisches Bundesamt [Hrsg.] (2009): S. 15.

Anhand dieser Abbildung wird deutlich, dass sich die Altersstruktur seit Jahrzehnten in Deutschland verändert hat. Abzulesen ist, dass im Jahr 2060 der Anteil der älteren Menschen höher sein wird als der Anteil jüngerer Menschen. Dies wird sich auch auf die Arbeitswelt auswirken, da sich auch der Anteil älterer Arbeitnehmer erhöhen wird.[46] Die dargestellte Veränderung in der demografischen Struktur unterstreicht die Bedeutung eines nachhaltigen betrieblichen Gesundheitsmanagements innerhalb der Unternehmen. Bereits heute und insbesondere in der Zukunft werden die Unternehmen vor die Herausforderung gestellt werden, Fachkräfte an das eigene Unternehmen zu binden und die Krankenstände zu minimieren.[47]

4.2 Sucht am Arbeitsplatz

In den folgenden Abschnitten soll auf das Thema „Sucht am Arbeitsplatz" detaillierter eingegangen werden. Der Fokus wird hierbei auf die legale Droge Alkohol gerichtet, da diese die am Arbeitsplatz am häufigsten vorkommende Suchterkrankung darstellt.

4.2.1 Rechtliche Rahmenbedingungen und Konsequenzen

Der Arbeitgeber ist angesichts der Fürsorgepflicht dazu verpflichtet, sowohl das Leben als auch die Gesundheit der gesamten Belegschaft im Unternehmen zu bewahren. Die

[46] Vgl. Verband Deutscher Betriebs- und Werksärzte e. V. [Hrsg.] (2013): S. 3.
[47] Vgl. Zentrum für wissenschaftliche Weiterbildung an der Univierstät Bielefeld e. V. [Hrsg.] (o. J.): S. 8.

entscheidenden verbindlichen gesetzlichen Regelungen und Pflichten sind im ArbSchG und in den Unfallverhütungsvorschriften (UVV) festgelegt. Diese gelten sowohl für das Unternehmen als auch für die Arbeitnehmer.[48] Des Weiteren sind Regelungen zum Suchtmittelkonsum am Arbeitsplatz speziell für den Konsum von Alkohol verbindlich in den UVV geregelt.[49]

§ 15 ArbSchG „Pflichten der Arbeitnehmer"

(1) Nach dem Gesetz haben Arbeitnehmer im Rahmen ihrer eigenen Möglichkeiten für ihre Gesundheit und Sicherheit während der Arbeit zu sorgen und entsprechende arbeitgeberseitige Anweisungen zu befolgen. Diese Sorgfaltspflicht ist auch auf Personen anzuwenden, auf die sich ihre Handlungsweise bei der Arbeit mittelbar oder unmittelbar auswirkt.[50]

§ 16 ArbSchG „Besondere Unterstützungspflichten"

(1) Sofern einem Arbeitnehmer eine Gesundheits- oder Sicherheitsgefährdung bekannt wird, ist er verpflichtet, seinen Vorgesetzten bzw. Arbeitgeber darüber zu unterrichten.
(2) Jeder Arbeitnehmer hat die Pflicht, den Arbeitgeber bei der Einhaltung der Sicherheits- und Gesundheitsbestimmungen zum Schutz seiner Belegschaft zu unterstützen.[51]

GUV-V A1 § 7 „Befähigung für Tätigkeiten"

(1) Seitens des Arbeitgebers ist jeweils vorab zu prüfen, ob der Arbeitnehmer in der Lage ist, die ihm übertragenen Arbeiten unter Einhaltung der Sicherheits- und Gesundheitsbestimmungen auszuführen. **(2)** Ist dies nicht der Fall, so dass Gefahren für den Arbeitgeber selbst oder andere Personen bestehen, darf dem Arbeitnehmer die entsprechende Aufgabe nicht übertragen werden.[52]

[48] Vgl. Barmer GEK u. Deutsche Hauptstelle für Suchtfragen e. V. [Hrsg.] (2013): S. 7.
[49] Vgl. Brandl, G. u. Ziegler, H. (2004): S. 33.
[50] Vgl. § 15 Abs. 1 ArbSchG.
[51] Vgl. § 16 ArbSchG.
[52] Vgl. Deutsche Gesetzliche Unfallversicherung [Hrsg.] (2004): S. 9.

Führungskräfte unterliegen der Fürsorgepflicht und sind diesbezüglich für die Sicherheit der Belegschaft am Arbeitsplatz verantwortlich. Demnach hat die Führungskraft die Aufgabe, Unfallgefahren zu beseitigen, die Leistungsfähigkeit der Arbeitnehmer zu bewahren und das Arbeitsklima zu fördern.[53] Werden auf Seiten des Unternehmens Hilfeleistungen unterlassen, kann das Unternehmen im Extremfall schadensersatzpflichtig gemacht werden.[54] Innerhalb der Unternehmensstruktur sind daher sämtliche Führungskräfte von der Unternehmensleitung bis zum Abteilungsleiter für die Sicherheit der Belegschaft verantwortlich. Sie dürfen auf keinen Fall ein Suchtproblem beiseiteschieben, auch dann nicht, wenn sie der Meinung sind, dass in ihrem Zuständigkeitsbereich kein gefährliches Konsumverhalten besteht. An sicherheitsrelevanten Bereichen muss auf der Einhaltung von Sicherheitsvorschriften beharrt werden. Bestehen Anzeichen einer Suchterkrankung, ist es ratsam, den Betroffenen im Zuge der Fürsorgepflicht direkt auf die Problematik anzusprechen, um diesbezüglich den Sachverhalt zu klären und gegebenenfalls präventive Hilfe anzubieten. Grundsätzlich sind im Umgang mit Rauschmitteln im Rahmen der gesetzlichen Bestimmungen vorbeugende Maßnahmen den Sanktionen vorzuziehen. Von besonderer Bedeutung ist die nachdrückliche Aufklärung der Arbeitnehmer über die Zuwiderhandlung von betrieblichen Regelungen hinsichtlich des Konsums von Rauschmitteln.[55]

GUV-V A1 § 15 „Allgemeine Unterstützungspflichten und Verhalten"

(1) Die Arbeitnehmer haben im Rahmen ihrer eigenen Möglichkeiten für ihre eigene Gesundheit und Sicherheit während der Arbeit zu sorgen, entsprechende arbeitgeberseitige Anweisungen zu befolgen und diese Sorgfaltspflicht auch auf Personen anzuwenden, auf die sich ihre Handlungsweise mittelbar oder unmittelbar auswirkt. Unfallverhütungs- und Erste-Hilfe-Maßnahmen sowie die Vermeidung von Berufskrankheiten und Gefährdungen der Gesundheit durch die Arbeit sollen seitens der Arbeitnehmer unterstützt werden, wobei insbesondere einschlägigen Weisungen des Arbeitgebers Folge zu leisten ist. Dagegen dürfen Anordnungen, die sich offensichtlich negativ auf die Gesundheit und/oder Sicherheit auswirken, nicht befolgt werden. **(2)** Dem Arbeitnehmer ist es untersagt, sein Bewusstsein durch den Konsum von Rauschmitteln, wie beispiels-

[53] Vgl. Barmer GEK u. Deutsche Hauptstelle für Suchtfragen e. V. [Hrsg.] (2013): S. 8.
[54] Vgl. Berufsgenossenschaft Handel und Warendistribution [Hrsg.] (2011): S. 19.
[55] Vgl. Barmer GEK u. Deutsche Hauptstelle für Suchtfragen e. V. [Hrsg.] (2011): S. 8.

weise von Alkohol, so zu beeinflussen, dass er hierdurch sich selbst oder andere in Gefahr bringen kann.[56]

Wie verhält man sich gegenüber einem Arbeitnehmer, der sich in einem akuten Rauschzustand befindet?

- Gemäß der UVV ist die Führungskraft im Falle einer deutlich erkennbaren Arbeitsunfähigkeit eines Arbeitnehmers dafür verantwortlich, dass sowohl die Sicherheit des Betroffenen als auch die anderer Beschäftigter bewahrt bleibt. Demnach besteht die Möglichkeit, auffällige Arbeitnehmer von ihrem Arbeitsplatz zu entfernen und adäquate Maßnahmen einzuleiten.[57]

Wann muss man eingreifen?

- Man sollte eingreifen, wenn der Verdacht besteht, dass ein Arbeitnehmer aufgrund seines Verhaltens oder äußeren Erscheinungsbildes nicht in der Lage ist, seine Arbeit am Arbeitsplatz auszuführen, ohne eine Gefahr für sich selbst oder andere darzustellen. In diesem Zusammenhang ist es angebracht, den jeweiligen Betroffenen von seinen Tätigkeiten am Arbeitsplatz zu befreien, wenn eventuelle Anzeichen, beispielsweise eine Alkoholfahne, vorliegen.[58]

Besteht eine Beweispflicht für den Vorgesetzten, dass sich ein Arbeitnehmer unter dem Einfluss von Alkohol befindet?

- Eine Beweispflicht besteht nicht. Es reicht vollkommen aus, durch eventuelle Indizien zu beurteilen, ob eine Beeinträchtigung der Arbeitsleistung vorliegt oder nicht. Diese Verhaltensweisen und Auffälligkeiten sollten schriftlich festgehalten werden.
- Zur Beurteilung, ob ein Arbeitnehmer in seiner Arbeitsleistung eingeschränkt ist, ist es empfehlenswert, eine dritte Person zu Rate zu ziehen.
- Dem Betroffenen kann angeboten werden, einen freiwilligen Alkoholtest durchzuführen, um den Verdacht eines Konsums auszuräumen. Ein solcher Test stellt

[56] Vgl. Deutsche Gesetzliche Unfallversicherung [Hrsg.] (2004): S. 12.
[57] Vgl. Barmer GEK u. Deutsche Hauptstelle für Suchtfragen e. V. [Hrsg.] (2013): S. 9.
[58] Vgl. ebd.

keine Verpflichtung dar. Im Rahmen der Fürsorgepflicht sollte man dem Arbeitnehmer auf dessen eigenen Wunsch die Chance geben, den Verdacht eines Konsums z. B. mithilfe einer Blutprobeentnahme aus der Welt zu schaffen.[59]

Was passiert mit einem Arbeitnehmer, der sich unter dem Einfluss von Alkohol in einem akuten Rauschzustand befindet?

- Diesen Arbeitnehmer darf man nicht weiter seine Tätigkeiten am Arbeitsplatz ausüben lassen, da er eine Gefahr für sich und andere darstellen kann. Besteht die Notwendigkeit, diese Person vom Arbeitsplatz zu entfernen, muss individuell entschieden werden, welche Maßnahme angemessen ist.
- Entsprechend der Schwere des Rauschzustandes besteht auf Seiten des Unternehmens die Verpflichtung, einen unter Aufsicht geführten Ort zur Ausnüchterung innerhalb des Unternehmens für den Betroffenen zur Verfügung zu stellen oder gar dafür zu sorgen, dass dieser sicher nach Hause kommt. Auf jeden Fall ist darauf zu achten, dass der Arbeitnehmer nicht eigenständig mit seinem Fahrzeug den Nachhauseweg antritt.
- Die Fürsorgepflicht ist erst dann beendet, wenn der sich in einem akuten Rauschzustand befindende Arbeitnehmer sicher vom Arbeitsplatz entfernt worden ist und sich in seiner häuslichen Umgebung befindet.
- Dadurch, dass der Arbeitnehmer angesichts eines Suchtmittelkonsums von seinem Arbeitsplatz verwiesen wurde, hat dieser gegen die arbeitsvertraglichen Pflichten des Unternehmens verstoßen. Demnach besteht kein Anspruch auf Arbeitsentgelt für diesen Tag.
- Aufgrund dieser Tatsachen ist es sinnvoll, mit dem Betroffenen am darauf folgenden Tag ein Interventionsgespräch zu führen (vgl. Kapitel 5.3.1).[60]

[59] Vgl. Barmer GEK u. Deutsche Hauptstelle für Suchtfragen e. V. [Hrsg.] (2013): S. 9.
[60] Vgl. ebd.

Bei einem Fehlverhalten, das durch den Konsum von Alkohol entstehen kann, drohen dem Arbeitnehmer rechtliche Konsequenzen:

Abmahnung

Sollte es zu einem suchtmittelbedingten Fehlverhalten am Arbeitsplatz von Seiten des Arbeitnehmers durch den Konsum von Alkohol kommen oder dieser gegen ein bestehendes Alkoholverbot im Unternehmen verstoßen, kann das Unternehmen eine Abmahnung gegenüber dem Suchtkranken aussprechen.[61]

Kündigung

Ein Arbeitnehmer unter Alkoholeinfluss kann für ein Unternehmen unterschiedliche Folgen haben. Diese können beispielsweise sein:

- Verschlechterung der Arbeitsleistung
- Verringerung der Anwesenheitszeiten
- Unkollegiales Verhalten

Weiterhin führt eine verringerte Konzentrationsfähigkeit dazu, dass sich das Unfallrisiko nicht nur für Vorgesetzte oder Kollegen, sondern auch für betriebsfremde Personen und den Arbeitnehmer selbst erhöht. Aufgrund dessen besteht für den Arbeitgeber die Gefahr einer Haftung bei suchtmittelbedingtem Fehlverhalten des Suchtkranken. Darüber hinaus kann sogar ein Imageschaden auf Seiten des Unternehmens entstehen. Sollten sämtliche vorbeugende Maßnahmen gescheitert sein, muss sich das Unternehmen mit der Entlassung des suchtkranken Arbeitnehmers beschäftigen.[62]

4.2.2 Co-Abhängigkeit

Der Terminus „Co-Abhängigkeit“ ist vor 27 Jahren in Deutschland eingeführt worden (DHS 1986). Demzufolge versteht man unter Co-Abhängigkeit Verhaltensweisen von Personen im unmittelbaren Umfeld des Alkoholkranken die dazu beitragen, ein durch

[61] Vgl. Achilles, F. (2013): S. 195.
[62] Vgl. ebd.

den Konsum von Alkohol entstandenes Fehlverhalten zu decken. Infolgedessen wird eine frühzeitige Behandlung des Betroffenen verhindert.[63]

Anhand dieser Verhaltensweisen tragen diese Personen zu einer Selbsttäuschung auf Seiten des Alkoholikers bei; dies führt dazu, dass dessen Trinkverhalten für helfende Personen zunehmend zu einem Problem wird. Dieses Verhalten hat zur Folge, dass die Sucht gefördert wird, da für den Abhängigen die Möglichkeit besteht, die Schuld seines Verhaltens auf eine andere Person zu übertragen. Der Abhängige neigt dazu, keine Eigenverantwortung für seine Handlungsweisen zu übernehmen, und hat stattdessen durch das oben beschriebene Fehlverhalten seines Umfeldes eine hinreichende Begründung für sein Trinkverhalten.[64]

Mögliche **Co-Alkoholiker**:

- Ehegattin
- Vorgesetzter
- Arbeitskollegen
- Betriebsarzt
- Trockene Alkoholiker[65]

Co-Alkoholiker sind sämtliche Arbeitnehmer, die es dem Alkoholkranken ermöglichen, gegenüber den Vorgesetzten und den Kollegen den Anschein zu erwecken, seine arbeitsvertraglichen Pflichten erfüllen zu können. Demnach ist der Co-Alkoholiker geneigt dazu, die Konsequenzen eines alkoholbedingten Fehlverhaltens des Betroffenen zu beseitigen oder gar zu decken.[66]

Beispiele für **Co-Alkoholismus**

- Arbeitnehmer A übernimmt von Arbeitnehmer B ein wichtiges Telefongespräch, da Arbeitnehmer B aufgrund eines Alkoholkonsums nicht in der Lage ist, dieses Gespräch zu führen.

[63] Vgl. Heinze, G. u. Reuß, M. (2009): S. 104.
[64] Vgl. Rudow, B. (2004): S. 195.
[65] Vgl. ebd.
[66] Vgl. ebd.

- Arbeitnehmer A sucht im Büro des Arbeitnehmers B einen wichtigen Aktenordner und bemerkt bei seiner Suche eine Flasche Wodka. Arbeitnehmer A ist schon bereits seit längerer Zeit eine leichte Alkoholfahne beim Arbeitnehmer B aufgefallen. Arbeitnehmer A stellt den Aktenordner wieder an seinen Platz. Sollte der Arbeitnehmer A jetzt nicht das Gespräch mit dem Arbeitnehmer B suchen, um ihn auf eine mögliche Alkoholabhängigkeit anzusprechen, ist dieser ein „Co-Alkoholiker“.[67]

Phasen der **Co-Abhängigkeit**

Erklärungs- und Beschützerphase

- In dieser Phase wird das Verhalten des Alkoholkranken durch Vorgesetzte oder Kollegen gedeckt oder entschuldigt. Darüber hinaus werden Fehlleistungen aufgefangen. Mit diesen Verhaltensweisen wird dem Betroffenen nicht geholfen, sondern es wird ihm die Möglichkeit gegeben, die Konsequenzen seines Suchtverhaltens abzufedern.[68]

Kontrollphase

- Anhand von Auflagen und Kontrollen versucht man das Verhalten des Alkoholkranken in den Griff zu bekommen. Es wird beispielsweise intensiv darauf geachtet, dass der Betroffene pünktlich an seinem Arbeitsplatz erscheint und auf den Konsum von Alkohol in Pausen oder beim Mittagessen verzichtet.[69]

Anklagephase

- In der dritten Phase wird der jahrelange aufgestaute Frust des Vorgesetzten und der Kollegen abgeladen, und es muss diesbezüglich mit der Androhung einer Kündigung gerechnet werden. Des Weiteren wird der betroffene Arbeitnehmer oftmals für ein schlechtes Betriebsklima im Unternehmen verantwortlich gemacht und obendrein zum Sündenbock für alle Schwierigkeiten, welche im Unternehmen entstanden sind. Aufgrund der Tatsache, dass der Arbeitsplatz in Gefahr ist, gelobt der suchtkranke Arbeitnehmer Besserung.[70]

---

[67] Vgl. Rudow, B. (2004): S. 195.
[68] Vgl. Berufsgenossenschaft Handel und Warendistribution [Hrsg.] (2011): S. 13.
[69] Vgl. Rudow, B. (2004): S. 197.
[70] Vgl. Berufsgenossenschaft Handel und Warendistribution [Hrsg.] (2011): S. 14.

4.2.3 Auffälligkeiten einer Suchtabhängigkeit

Innerhalb eines Unternehmens können verschiedene Auffälligkeiten ein Indiz dafür sein, dass bei einem Arbeitnehmer eine Suchtabhängigkeit besteht.[71] Dies kann sich im Arbeits- und Sozialverhalten wie auch im äußeren Erscheinungsbild widerspiegeln.[72]

Merkmale bei Verdacht eines Suchtmittelkonsums:

Auffälligkeiten im Zusammenhang mit Fehlzeiten

- Entschuldigung durch Dritte
- Unbegründetes Fehlen vom Arbeitsplatz

Leistungsminderung

- Starke Leistungsschwankungen
- Überheblichkeit
- Fehlendes Durchsetzungsvermögen
- Nachlassende Lernbereitschaft[73]

Persönlichkeitsveränderungen

- Zunehmender Rückzug aus dem kollegialem Umfeld
- Empfindliche oder sogar aggressive Reaktion auf Kritiken
- Stimmungsschwankungen gegenüber Kollegen

Körperliche Veränderungen

- Glasige Augen
- Vernachlässigung der Körperhygiene
- Unkontrollierte Körperhaltung in Form von Gleichgewichtsstörungen
- Kommunikationsschwierigkeiten[74]

[71] Vgl. Waterkortte, W. (2011): S. 21.
[72] Vgl. Barmer GEK u. Deutsche Hauptstelle für Suchtfragen e. V. [Hrsg.] (2013): S. 10.
[73] Vgl. Brandl, G. u. Ziegler, H. (2004): S. 43.
[74] Vgl. Barmer GEK u. Deutsche Hauptstelle für Suchtfragen e. V. [Hrsg.] (2013): S. 11.

Trinkverhalten

- Übermäßiger Alkoholkonsum bei betrieblichen Feierlichkeiten
- Schnelles Trinken, versteckter Konsum
- Alkohol wird demonstrativ vermieden / Tarnung durch alkoholfreie Getränke[75]

Auffälligkeiten die bei einem Arbeitnehmer festgestellt worden sind müssen nicht im gleichen Augenblick auftreten und können überdies auf die Person bezogen ganz unterschiedlich ausfallen. Bestehen aber vermehrte Anzeichen eines riskanten Suchtmittelkonsums und entstehen hierdurch Probleme am Arbeitsplatz, ist dies ein Anhaltspunkt, dass im Unternehmen gehandelt werden muss. Auf keinem Fall sollte man den Betroffenen decken oder ein entstandenes Fehlverhalten ausgleichen. Auf diese Weise wird weder dem Unternehmen noch dem Betroffenen geholfen.[76]

4.2.4 Suchtentwicklung am Arbeitsplatz

Bedrückende Bedingungen am Arbeitsplatz können die Ursache dafür sein, dass eine Suchterkrankung entsteht oder sogar gefördert wird. Insbesondere in einer stressigen Arbeitssituation fällt der Griff zum Alkohol nicht schwer und löst zeitweise eine entspannende Wirkung beim Arbeitnehmer aus.[77]

Folgende Risikofaktoren fördern eine Suchtentwicklung am Arbeitsplatz:

- Unzureichende Verantwortung
- Mobbing
- Konsumkultur am Arbeitsplatz, hohe Verfügbarkeit von Spirituosen
- Starker Leistungsdruck
- Geringe Anerkennung für erbrachte Arbeitsleistungen[78]
- Schlechte Bedingungen am Arbeitsplatz (Betriebsklima)
- Monotone Arbeit[79]

[75] Vgl. Brandl, G. u. Ziegler, H. (2004): S. 43.
[76] Vgl. Barmer GEK u. Deutsche Hauptstelle für Suchtfragen e. V. [Hrsg.] (2013): S. 11.
[77] Vgl. Rehwald, R. u. a. (2008): S. 95.
[78] Vgl. Barmer GEK u. Deutsche Hauptstelle für Suchtfragen e. V. [Hrsg.] (2013): S. 10.
[79] Vgl. Rehwald, R. u. a. (2008): S. 96.

4.2.5 Wirtschaftliche Folgen für das Unternehmen

Zu Beginn muss erst einmal die schlechte Arbeitsqualität und Arbeitsquantität benannt werden. Ein betroffener Arbeitnehmer wird unter dem Einfluss von Alkohol langsamer und unkonzentrierter. Infolgedessen werden sich die Fehler des Suchtkranken vermehren. Eine Untersuchung hat ergeben, dass sich die Arbeitsleistung eines Arbeitnehmers hinsichtlich einer Alkoholabhängigkeit um 25 % reduziert. Hinzukommend wird sich das Unfallrisiko im Unternehmen erhöhen. Außerdem belegen Studien, dass 25 bis 30 % der Unfälle am Arbeitsplatz durch den Konsum von Alkohol entstehen. Zudem fehlen alkoholkranke Arbeitnehmer gewöhnlich öfter entschuldigt wie auch unentschuldigt am Arbeitsplatz als gesunde Arbeitnehmer.[80]

„*Alkoholkranke Arbeitnehmer*

- sind 2,5 mal häufiger krank
- bleiben 16 mal häufiger vom Arbeitsplatz fern
- fehlen 1,4 mal länger nach Unfällen

als ihre gesunden Kollegen.“[81]

Des Weiteren ist der Konsum von Alkohol aus betriebswirtschaftlicher Sicht ein hoher Kostenfaktor für das Unternehmen. Diese Kosten werden in verschiedenen Bereichen sichtbar:

- Wegunfälle
- Maschinenschäden
- krankheitsbedingte Fehlzeiten
- Folgekosten wegen Fehlentscheidungen[82]

In diesem Zusammenhang wurde im Rahmen einer Studie ermittelt, dass 100 Arbeitnehmer, welche einen Suchtmittelkonsum betreiben oder diesbezüglich gefährdet sind, in einem Zeitraum von 5 Jahren Kosten in Höhe von 1,5 Millionen Euro verursachen.[83]

---

[80] Vgl. Berufsgenossenschaft Handel und Warendistribution [Hrsg.] (2011): zitiert nach Landeszentrale für Gesundheit in Bayern e. V. (o. J.): o. S.
[81] Vgl. Rudow, B. (2004): S. 194.
[82] Vgl. BKK Bundesverband [Hrsg.] (2011): S. 12.
[83] Vgl. Berufsgenossenschaft Handel und Warendistribution [Hrsg.] (2011): zitiert nach Landeszentrale für Gesundheit in Bayern e. V. (o. J.): o. S.

4.2.6 Unfallgefahren durch Suchtmittel

Schon ein geringer Alkoholkonsum kann dazu führen, dass sich die Leistungsfähigkeit, Konzentration und Motorik des Körpers deutlich verschlechtern. Obendrein erhöhen sich sowohl die Risikobereitschaft als auch die Selbstüberschätzung. Besonders am Arbeitsplatz besteht ein verstärktes Unfallrisiko aufgrund einer Beeinträchtigung angesichts eines Alkoholkonsums.[84]

Nachfolgend werden einige Beispiele aufgeführt, welche Auswirkungen bestimmte Blutalkoholkonzentrationen auf den menschlichen Körper haben können:[85]

0,2 Promille:

- Ausweitung der Reaktionszeit
- Verschlechterung der Sehleistung
- Verminderung der Aufmerksamkeit
- Erhöhung der Risikobereitschaft

0,3 Promille:

- Entfernungen können nicht mehr richtig eingeschätzt werden
- Konzentration lässt nach

0,5 Promille:

- Verschlechterung der Sehleistung um 15 %
- Verschlechterung der Hörleistungen
- Steigerung der Reizbarkeit
- Geschwindigkeiten können nicht mehr richtig eingeschätzt werden

---

[84] Vgl. Berufsgenossenschaft Energie Textil Elektro Medienerzeugnisse [Hrsg.] (2009): S. 1.
[85] Vgl. Heinze, G. u. Reuß, M. (2009): S. 49 ff.

0,7 Promille:

- Störung des Gleichgewichts
- Ausweitung der Reaktionszeit
- Verringerung der Nachtsehfähigkeit

0,8 Promille:

- Verschlechterung der Sehleistung um 25 %
- Nachlassen der Konzentration
- Verlängerung der Reaktionszeit um bis zu 50 %

1,1 Promille:

- Zunehmende Verschlechterung der räumlichen Sehens
- Aufmerksamkeits- und Konzentrationsschwächen
- Deutliche Störung des Reaktionsvermögens

2,4 Promille:

- Bewusstseinsstörungen
- Starke Gleichgewichtsstörungen
- Nahezu kompletter Ausfall des Reaktionsvermögen

3,0 Promille:

- Phase der Volltrunkenheit
- Schwerwiegende Alkoholvergiftung
- Gedächtnisverlust

4,0 Promille:

- Auftreten von Lähmungen
- Atemstillstand[86]

[86] Vgl. Heinze, G. u. Reuß, M. (2009): S. 49 ff.

Die Unfallgefahr verstärkt sich zunehmend, je größer die Blutalkoholkonzentration ist. Bereits ab 0,3 Promille verdoppelt sich das Unfallrisiko.[87] Die nachstehende Grafik verdeutlicht das steigende Unfallrisiko durch den Konsum von Alkohol.[88]

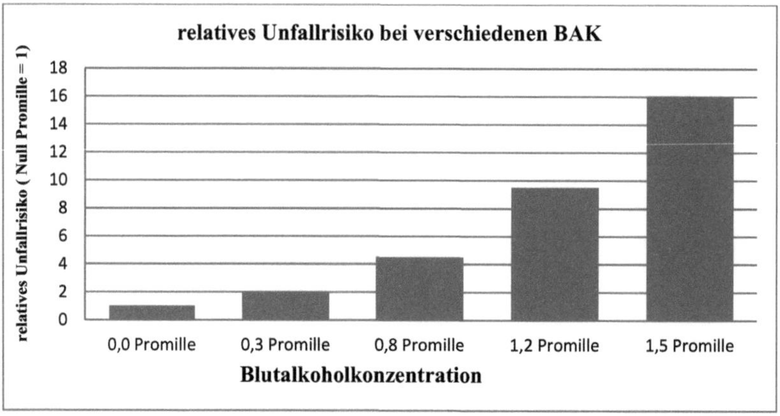

Abbildung 6: Unfallrisiken unter Alkoholeinfluss

Quelle: Eigene Darstellung in Anlehnung an Deutsche Hauptstelle für Suchtfragen e. V. [Hrsg.] (2011b): S. 12.

5. Betriebliche Suchtprävention und Suchthilfe

Angesichts der Tatsache, dass der Mensch einen großen Teil seines Lebens am Arbeitsplatz verbringt, besteht die Möglichkeit, gesundheitsfördernde sowie gesundheitsschädliche Verhaltensweisen der Beschäftigten im Unternehmen zu beeinflussen.[89] Betriebliche Suchtprävention und Suchthilfe kann einen Beitrag dazu leisten, einem riskanten Suchtmittelkonsum am Arbeitsplatz effektiv vorzubeugen und bietet die Möglichkeit, eine lösungsorientierte Hilfe für suchtgefährdete Arbeitnehmer anzubieten.[90] Präventions- und Gesundheitsförderungsstrategien (langfristige Maßnahmen zur Schadensvermeidung und Ressourcenförderung) werden miteinander verknüpft, um Suchtgefahren im Unternehmen vorzubeugen.[91]

[87] Vgl. Berufsgenossenschaft Handel und Warendistribution [Hrsg.] (2011): S. 11.
[88] Vgl. Deutsche Hauptstelle für Suchtfragen e. V. [Hrsg.] (2011b): S. 12.
[89] Vgl. Fengler, J. [Hrsg.] (2002): S. 196.
[90] Vgl. Wienemann, E. (2011): S. 10.
[91] Vgl. Deutsche Hauptstelle für Suchtfragen e. V. [Hrsg.] (2012a): o. S.

Betriebliche Suchtprävention umschließt **drei** Bereiche der Prävention:

- **Primärprävention** (Vorbeugung)
- **Sekundärprävention** (Früherkennung)
- **Tertiärprävention** (Nachsorge)[92]

Primärprävention

Primärprävention beginnt bereits bevor überhaupt Krankheiten entstehen können.[93] Dieser Bereich der Prävention beinhaltet sämtliche Maßnahmen, welche schon im Vorfeld vor Erstauftreten einer Erkrankung vorgenommen werden.[94]

Sekundärprävention

In diesem Bereich der Prävention geht es um die Früherkennung[95] und Eindämmung von Krankheiten.[96] Hierdurch kann eventuell ein Ausbrechen einer Krankheit abgewehrt oder durch eine Behandlung zum Stillstand gebracht werden.[97]

Tertiärprävention

Besteht bereits eine Erkrankung, sollen Maßnahmen der Tertiärprävention die Gesundheit bestmöglich wiederherstellen und Rückfälle verhindern. Diese Art der Prävention richtet sich demzufolge an erkrankte Personen.[98]

Bereiche suchtpräventiver Arbeit

Die präventiven Mittel gliedern sich in die maßnahmenübergreifende und suchtmittelspezifische bzw. suchtmittelbezogene sowie die verhältnisorientierte und verhaltensorientierte Suchtvermeidung. Letztere richtet sich auf die Änderung des Verhaltens der Betroffenen, während die verhältnisorientierte Suchtvermeidung der allgemeinen Vorbeugung des Suchtmittelkonsums durch entsprechende Strukturen und Gegebenheiten dient.[99]

[92] Vgl. Rehwald, R. u. a. (2008): S. 109.
[93] Vgl. Bedner, K. (2001): S. 117.
[94] Vgl. Hurrelmann, K. u. a. (2007): S. 32.
[95] Vgl. Bedner, K. (2001): S. 117.
[96] Vgl. Hurrelmann, K. u. a. (2007): S. 32.
[97] Vgl. Bedner, K. (2001): S. 117.
[98] Vgl. Bedner, K. (2001): S. 118.
[99] Vgl. Deutsche Hauptstelle für Suchtfragen e. V. [Hrsg.] (2012a): o. S.

Bereiche suchtpräventiver Arbeit		
Maßnahmen	**verhältnisorientiert**	**verhaltensorientiert**
suchtmittelspezifische / suchtbezogene Prävention	• Abbau Sucht fördernder Arbeitsbedingungen • Einschränkung der Verfügbarkeit von Suchtmitteln • Bereitstellung von alkoholfreien Getränken	• Information und Aufklärung über die Wirkung von Suchtmitteln, über risikoarmen und riskanten Konsum und Suchtgefährdung sowie Ziele und Möglichkeiten der Suchtprävention und -hilfe • Angebote zur individuellen Konsumreduzierung (Nichtraucherkurse, Drink-Less-Programme) • Regelungen zum Suchtmittelgebrauch (Drogen-Alkohol-, Rauchverbote, Punktnüchternheit) • Qualifizierung und Sensibilisierung der Vorgesetzten • Intervention bei Auffälligkeiten in Verbindung mit Suchtmittelgebrauch
übergreifende Prävention	• Schaffung gesund erhaltender und motivierender Arbeitsbedingungen • Verbesserung des Betriebsklimas • Gefährdungsbeurteilung, Gesundheitszirkel, partizipative Arbeitsgestaltung • Gesundheitsorientierte Führung • Arbeitsbewältigungscoaching • Betriebliches Eingliederungsmanagement • Lebens-Balance-Konzepte, Vereinbarkeit Familie-Beruf	Erweiterung der Gesundheitskompetenz • Stressbewältigung und Selbstmanagement • Konfliktmanagement • Fitness und Bewegung • Gesundheitscoaching, Gesundheitschecks • Intervention bei Auffälligkeiten am Arbeitsplatz

Abbildung 7: Bereiche suchtpräventiver Arbeit

Quelle: Deutsche Hauptstelle für Suchtfragen e. V. [Hrsg.] (2011a): S. 13.

5.1 Verhältnisorientierte Suchtprävention

Auf der Herbeiführung bestimmter Strukturen und Gegebenheiten basiert die verhältnisorientierte Suchtvermeidung. Eine suchtmittelspezifische bzw. suchtbezogene Maßnahme ist z. B. die Reduzierung des Angebots, indem beispielsweise in der Kantine nur alkoholfreie Getränke erhältlich sind. Auch die Reduzierung konsumbegünstigender Arbeitsbedingungen (z. B. hohe Anforderungen mit entsprechender Stressbelastung in Verbindung mit geringer Handlungsfreiheit und mangelnder Wertschätzung), die oft den Suchtmittelkonsum steigern, wirkt sich aus. In der übergreifenden Suchtvermeidung sind die Maßnahmen für die Schaffung eines gesundheitsfördernden Arbeitsklimas und die Beseitigung gesundheitsgefährdender Arbeitsbedingungen enthalten.[100]

Gemäß dem ArbSchG sind Arbeitgeber zur Vermeidung und Beseitigung von Gesundheitsgefährdungen der Arbeitnehmer verpflichtet und sollen sich bei der Umsetzung von ihrem Arbeitnehmer helfen lassen. Hier sind besonders Führungs- wie auch Fachkräfte einzubinden. Im Wesentlichen ist hier die Unternehmensführung gefragt, die nicht nur die entsprechenden Entscheidungen trifft, sondern sich auch für die Integration des Prä-

[100] Vgl. Deutsche Hauptstelle für Suchtfragen e. V. [Hrsg.] (2012a): o. S.

ventionsziels in die Betriebskultur verantwortlich zeichnet. Kranken- und Unfallkassen können dabei Hilfe bieten.[101]

5.2 Verhaltensorientierte Suchtprävention

Die suchtmittelspezifische bzw. suchtbezogene Suchtvermeidung differenziert sich auch in der Verhaltensabhängigkeit von der übergreifenden Suchtvermeidung, jedoch haben beide Variationen den Zweck der Änderung des Verhaltens und der Einstellung aller Arbeitnehmer. Ihre Handlungen, Maßnahmen und Informationen sind entweder auf alle Arbeitnehmer oder einzelne Zielgruppen abgestimmt.[102]

Als betriebliche Maßnahme hat die suchtmittelspezifische / suchtbezogene Suchtvermeidung folgende Ziele:

- Aufklärung und Information
- Aufzeigen der Risiken von Suchtmittelkonsum
- Hinweise auf mögliche Suchtgefährdungen
- Thematisierung der Ziele von Hilfe und Prävention[103]

Hinzu kommen Unterstützungsangebote für die persönliche Konsumreduzierung und das Angebot von Seminaren. Letztere dienen vor allem zur Qualifizierung und Aufmerksamkeitssteigerung unter anderem von Führungskräften, mithin also der Verbesserung von entsprechenden Fähigkeiten der Multiplikatoren.[104]

Die übergreifende Prävention befasst sich vor allem mit der Förderung der gesundheitlichen Kompetenz der Arbeitnehmer und klärt diese über die Präventionsfaktoren Bewegung, Fitness und gesundheitsbewusste Ernährung auf; des Weiteren beinhaltet sie Gesundheitschecks und Coaching. Hierbei werden den Teilnehmern auch Mittel zur Stressbewältigung sowie zur Konfliktbewältigung bei sozialen Spannungen vermittelt. Insbesondere werden bei der verhaltensabhängigen Prävention persönliche suchtbegünstigende Faktoren berücksichtigt. Die gesundheitliche Kompetenz versteht sich aber auch

[101] Vgl. Deutsche Hauptstelle für Suchtfragen [Hrsg.] e. V. (2012a): o. S.
[102] Vgl. ebd.
[103] Vgl. ebd.
[104] Vgl. ebd.

als Fähigkeit zur Beeinflussung des sozialen Umfeldes mit dem Ziel, aktiv an gesunden Lebens- und Arbeitsbedingungen mitzuwirken.[105]

5.3 Wirksame Strategien und Maßnahmen

Bei betrieblichen Suchtpräventionsprogrammen ist darauf zu achten, dass hiermit breit gestreute Themenfelder und unterschiedliche Gebiete abzudecken sind. Anderenfalls kann selbst eine ausgeklügelte Einzelstrategie ihre Wirkung verfehlen, wenn diese nur auf einige Punkte und nicht auf das komplette Betriebsumfeld einschließlich des üblichen Trinkverhaltens und der bestehenden Führungs- und Kommunikationsstrukturen eingeht. Aus diesem Grund ist es sehr wichtig, in Suchtpräventionsprogrammen nicht nur bereits durch ihren Alkoholkonsum auffällig gewordene Mitarbeiter, sondern weitere Ebenen einzubeziehen, wie

- diejenigen der Führungskräfte, insb. bezüglich der Erfüllung ihrer Aufgaben,
- die kollegialen Ebenen,
- die Möglichkeiten, im Betrieb Alkohol zu bekommen, und
- die Eliminierung suchtbegünstigender Arbeitsbedingungen.[106]

Vielfach werden in Betrieben schon langjährig Führungstrainings, Stressbewältigungs- und Kommunikationskurse, Gesundheitszirkel und andere gesundheitsfördernde Maßnahmen zur Prävention eingesetzt. Hierbei ist es zu einer deutlichen Zunahme betrieblicher Maßnahmen wie Informations- und Schulungsveranstaltungen und zur Bereitstellung betriebsinterner Sozialberater und Suchthelferausbildungen gekommen, die im Rahmen der Suchtprävention einen Bestandteil der Personalentwicklung darstellen. Selbst wenn nicht unmittelbar Resultate zu beobachten sind, handelt es sich dennoch jeweils um lohnende Investitionen. Die Auswirkungen der Veränderung sind umso tiefgreifender, je intensiver und stetiger man sich mit der Suchtprävention befasst. Voraussetzung hierfür ist grundsätzlich jedoch die Abstimmung auf die jeweilige Betriebsstruktur.[107]

[105] Vgl. Deutsche Hauptstelle für Suchtfragen e. V. [Hrsg.] (2012a): o. S.
[106] Vgl. Brandl, G. u. Ziegler, H. (2004): S. 83 f.
[107] Vgl. ebd.

Ein allgemein für jeden Betrieb passendes Suchtpräventionsprogramm existiert nicht. Betriebliche Präventionsmaßnahmen können erfahrungsgemäß nicht einfach eins zu eins von anderen Betrieben kopiert und im eigenen umgesetzt werden. Damit die Maßnahmen Wirkung zeigen, ist die individuelle Anpassung an den Betrieb selbst, die Mitarbeiter und die herrschende Unternehmenskultur notwendig.[108]

Im Anschluss werden verschiedene Strategien und Maßnahmen betrieblicher Suchtprävention und Suchthilfe vorgestellt.

5.3.1 Intervention bei Auffälligkeiten am Arbeitsplatz

Das Hauptaugenmerk der Suchtverhinderung in Betrieben sollte darin liegen, Auffälligkeiten frühestmöglich zur Sprache zu bringen, etwa dann, wenn ein Arbeitnehmer unter Suchtmitteleinfluss seine Arbeit ausübt.[109] Je früher man eingreift, umso effektiver kann dem Arbeitnehmer geholfen werden.[110]

Stufenplan

Eine in einzelne Stufen gegliederte Abfolge von Gesprächen, der sogenannte Stufenplan, wurde als erfolgreiches Interventionswerkzeug bei einer Suchtproblematik ausgearbeitet. Wenn sich Anzeichen für eine Sucht bei einem Arbeitnehmer durch Auffälligkeiten am Arbeitsplatz zeigen, wird der jeweilige Betroffene von seinem zuständigen Vorgesetzten hierauf angesprochen und erforderliche Verhaltensänderungen klar benannt. Dem Arbeitnehmer wird dabei jeweils konkret Hilfe angeboten, indem ihm (in höheren Stufen eindringlich) die Inanspruchnahme einer innerbetrieblichen oder externen Beratung bzw. Therapie nahegelegt wird. Dabei wird fortlaufend auf die weiteren Schritte im Stufenplan bei etwaigen erneuten Auffälligkeiten hingewiesen, was unterstützend auf den Anreiz zur Inanspruchnahme von Beratung und Hilfe einwirken soll.[111]

[108] Vgl. Brandl, G. u. Ziegler, H. (2004): S. 83 f.
[109] Vgl. Rehwald, R. u. a. (2008): S. 114.
[110] Vgl. Berufsgenossenschaft Handel und Warendistribution [Hrsg.] (2011): S. 15.
[111] Vgl. Wienemann, E. (2011): S. 14.

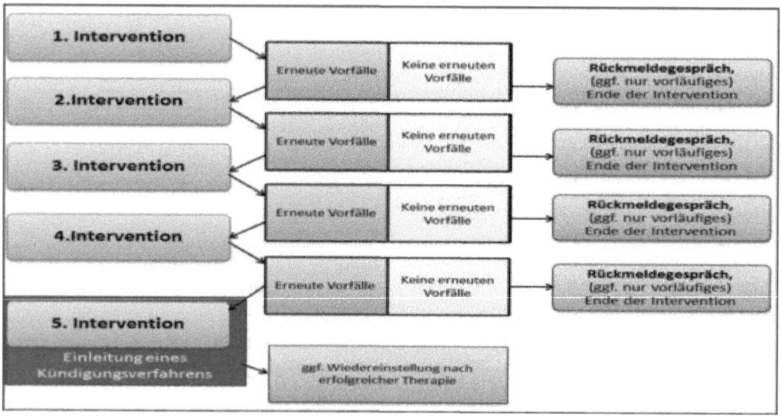

Abbildung 8: Ablauf Stufenplan

Quelle: Deutsche Hauptstelle für Suchtfragen e. V. [Hrsg.] (2011a): S. 49.

Fürsorgegespräch

Wenn das unübliche Verhalten eines Arbeitnehmers einer Führungskraft Anlass zur Vermutung gibt, dass der Betroffene hierdurch seinen dienstrechtlichen bzw. arbeitsvertraglichen Pflichten nicht mehr vollumfänglich nachkommen könnte, kann diese ihn hierauf ansprechen. Im Vordergrund eines solchen Gesprächs, in dem gezielt auf die gezeigten Auffälligkeiten eingegangen wird, stehen ausschließlich Hilfsangebote und Fürsorge ohne jegliche Disziplinierung. Hierbei erkundigt sich die Führungskraft nach den Gründen für die Auffälligkeiten und ob diese in den Arbeitsbedingungen liegen, sowie nach dem Hilfebedarf und benennt gegebenenfalls betriebliche oder außerbetriebliche Unterstützungsangebote.[112]

Klärungsgespräch

Ist bereits der Fall eingetreten, dass ein Arbeitnehmer seinen Pflichten aus dem Arbeitsvertrag nicht mehr ordnungsgemäß nachkommt, findet das Klärungsgespräch Anwendung. Hierbei soll eine Stellungnahme zu den Auffälligkeiten erfolgen, die erwünschten Verhaltensänderungen sollen aufgezeigt, konkrete Maßnahmen eingeleitet und auf Hilfe- und Beratungsangebote hingewiesen werden. Die Einzelheiten wie Zeit, Ort und Art des jeweiligen Vorfalls werden dem Arbeitnehmer gegenüber deutlich dargestellt und

[112] Vgl. Schumann, G. (2012): S. 118.

die Befürchtung negativer Auswirkungen seiner Probleme auf das Arbeitsverhältnis, seine Leistung und die Abläufe am Arbeitsplatz zum Ausdruck gebracht. Das erwartete zukünftige Verhalten des Arbeitnehmers wird vom Vorgesetzten eindeutig konkretisiert und Maßnahmen eingeleitet. Enthalten im Klärungsgespräch ist die Benennung inner- und außerbetrieblicher Beratungs- und Hilfeangebote für die ermittelten Probleme des Arbeitnehmers. Zudem findet ein weiteres Gespräch nach ca. 6 bis 8 Wochen statt, um eine Rückmeldung über die Entwicklung des Verhaltens zu geben (Rückmeldegespräch). Diesbezüglich fertigt der Vorgesetzte eine Gesprächsnotiz vom Rückmeldegespräch an, welche dem Betroffenen ausgehändigt wird.[113]

5.3.2 Information der Arbeitnehmer

Um sämtliche Arbeitnehmer zum Umdenken im Umgang mit Alkohol zu bewegen, sind diese möglichst detailliert aufzuklären und zu informieren. Dabei ist herauszustellen, dass es sich bei Alkoholismus um eine Krankheit handelt; auch soll den Arbeitnehmern der Umgang mit entsprechend Erkrankten vermittelt werden. Dieses Vorgehen reduziert Diskriminierungen und begünstigt die frühzeitige Erkennung von Suchtanzeichen. Um die Informationen adäquat weiterzugeben, bieten sich Flyer und Aushänge ebenso an wie das Intranet und die Vorführung und anschließende Diskussion von Videos in kleinen Gruppen. Sämtliche Schulungen aller Beteiligten (Arbeitnehmer und Geschäftsführung) sind unbedingt regelmäßig – idealerweise im Zeitraum von drei Jahren, wie die Ersthelferausbildung – zu wiederholen. Als Informationsquellen können beispielsweise Krankenkassen, Selbsthilfegruppen, Berufsgenossenschaften etc. dienen.[114]

5.3.3 Abbau suchtfördernder Arbeitsbedingungen

Die Belastung durch Stress am Arbeitsplatz wird durch wachsende psychische Anforderungen wie schlechte Arbeitszeiten, zu viele Informationen und/oder fehlende Transparenz, soziale Konflikte, Termindruck, Hektik sowie mangelnde Anerkennung und Überforderung begünstigt. Dies kann dazu führen, dass der Betroffene dies mit leistungssteigernden oder beruhigenden Suchtmitteln zu kompensieren versucht, entweder um den beruflichen Anforderungen begegnen oder sich davon erholen zu können. Falsche Belastungen am Arbeitsplatz zeigen sich daher oft durch einen gesteigerten Konsum von

[113] Vgl. Faller, G. [Hrsg.] (2010): S. 215.
[114] Vgl. Deutsche Gesetzliche Unfallversicherung [Hrsg.] (2008): S. 69.

Suchtmitteln wie etwa Alkohol in einzelnen Bereichen. Abhilfe kann hier die Bildung von Gesundheitszirkeln schaffen, in denen mit Hilfe des Gesundheitsmanagements und unter Einbeziehung der Arbeitnehmer die Gegebenheiten untersucht und der Gesundheit zuträgliche Lösungen ermittelt werden.[115]

5.3.4 Gesundheitszirkel

Zur Leistungssteigerung und Verbesserung der Effektivität von Betrieben wie auch zur Gesundheitsförderung der Mitarbeiter haben viele Arbeitgeber in der jüngsten Vergangenheit sogenannte Gesundheitszirkel aufgebaut. Im Allgemeinen befassen sich diese mit der Verringerung von stressbegünstigenden Arbeitsbedingungen, die in betrieblichen Strukturen und Arbeitsanforderungen, aber auch in sozialen Faktoren wie mangelnder Kommunikation oder nicht angemessenem Umgang miteinander liegen können. Ziel ist es, die Bewältigung von Stress zu erleichtern und das Arbeitsklima nach gesundheitsfördernden Aspekten zu gestalten. In solchen Gesundheitszirkeln können auch Arbeitsbedingungen wie hohe Belastung, undurchsichtige Strukturen oder ein ungünstiges Betriebsklima, die Süchte erzeugen oder begünstigen können, in den betreffenden Bereichen suchtpräventiv behandelt werden. Zusammen mit den Betroffenen sollte nach Mitteln und Wegen gesucht werden, gemeinsam Abhilfe zu schaffen. Als gute Prophylaxe gegen eine Suchtlaufbahn empfiehlt sich der adäquate und gesundheitsverträgliche Umgang mit Stress.[116]

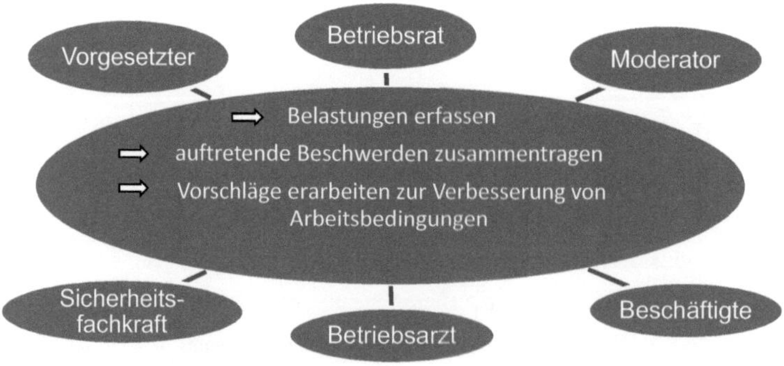

Abbildung 9: Gesundheitszirkel im Unternehmen

Quelle: Eigene Darstellung in Anlehnung an Brandl, G. u. Ziegler, H. (2004): S. 88.

[115] Vgl. Wienemann, E. (2011): S. 11.
[116] Vgl. Brandl, G. u. Ziegler, H. (2004): S. 88 f.

Damit ein solcher Gesundheitszirkel nicht in eine Diskussionsrunde ohne verwertbare Resultate und Aktionen abgleitet, ist die genaue Bestimmung des Zieles, der Teilnehmer, der Arbeitsweise und der zu erörternden Inhalte notwendig.[117]

5.3.5 Beratung und Hilfeangebote bei Suchtproblemen

In der heutigen Zeit beginnt die Hilfe bei Suchtproblemen als Kernprozess der innerbetrieblichen Suchtvermeidung schon bei auffällig vermehrtem Gebrauch von Suchtmitteln. Bereits wenn Arbeitnehmer Auffälligkeiten zeigen, wird durch ein mit dem stetigen Offerieren von Hilfe gekoppeltes Eingreifen ein übermäßiger Suchtmittelgebrauch verhindert. Von Sucht bedrohten oder bereits betroffenen Arbeitnehmern werden schon frühestmöglich mit arbeitgeberseitiger Unterstützung Wege zur Problembeseitigung aufgezeigt. Zahlreiche Unternehmen bieten daher eine innerbetriebliche Beratung durch Sozial- oder Suchtberater oder entsprechend geschulte Personen (Suchtbeauftragte) an, die neben umfassenden Informationen auch vorbeugende Gesundheitsförderung offeriert und damit das Betriebsklima wie auch das Gesundheitsbewusstsein der Arbeitnehmer verbessert. Nachweislich zahlt sich die Investition in eine solche Beratung für Betriebe aus. Äußerst relevant ist für betriebsinterne Beratungsstellen die aufmerksame Fokussierung der bereits durch vermehrten Alkoholkonsum entstehenden gesundheitlichen und sozialen Gefahren. Gleiches gilt für die Beobachtung psychischer Auffälligkeiten.[118]

5.3.6 Qualifizierung der Vorgesetzten

Unabdingbar für adäquate Suchtvermeidungsmaßnahmen ist die Qualifizierung der für das Personal verantwortlichen Führungskräfte. Ein hoher Anteil entsprechend geschulter Führungskräfte gewährleistet bei Suchtgefährdung und suchtnahem Konsum das angemessene und richtige Vorgehen. Inhaltlich und zeitlich sind diesbezügliche Seminarprojekte systematisch der Zielgruppe anzupassen.

[117] Vgl. Brandl, G. u. Ziegler, H. (2004): S. 88 f.
[118] Vgl. Rehwald, R. u. a. (2008): S. 22.

Die Qualifizierung hat das Ziel, dass Personalverantwortliche

- den Zweck der Suchtvermeidung und des beharrlichen Eingreifens verstehen.
- im Bewusstsein ihrer Verantwortung für das Personal frühestmöglich Auffälligkeiten erkennen und die betroffenen Arbeitnehmer hierauf ansprechen.
- das sogenannte Co-Verhalten bei Suchtgefahren und seine Folgen kennenlernen.
- lernen, Auffälligkeiten im Leistungs- und Arbeitsverhalten und die Notwendigkeit des Eingreifens zu beurteilen.
- die Fähigkeit zur Führung von Fürsorge-, Klärungs- und Stufengesprächen erwerben.
- die Vor- und Nachteile eines etwaigen Eingreifens abschätzen können.
- Hilfsangebote zur Unterstützung bei der Lösung der Situation kennen.

Wird die Teilnahme von der Geschäftsführung erwartet, bedingt dies die größte Bereitschaft zur Qualifizierung. Diese kann bereits als vorausgesetzte Qualifikation bei Stellenausschreibungen auf führende Positionen, als Zielvereinbarung oder als Teil der allgemeinen Entwicklung von Führungskräften bewerkstelligt werden.[119]

5.3.7 Punktnüchternheit

Der Terminus „Punktnüchternheit" umschreibt das Anhalten zum unbedingten Verzicht auf den Konsum von Alkohol in bestimmten Situationen. Im Berufsleben definiert sich die Punktnüchternheit durch den eigenverantwortlichen Verzicht auf den Konsum von Alkohol bei und auch vor der Arbeit. Damit wird gemeinschaftlich von allen Arbeitnehmern ein Beitrag zur Erhaltung von Arbeitsqualität, -leistung, und -sicherheit und der Verantwortung für andere Menschen im Arbeitsbereich wie auch für die eigene Gesundheit geleistet. Indem die Geschäftsleitung und die Beschäftigten gemeinsam die Promillefreiheit am Arbeitsplatz vereinbaren, sollte die Punktnüchternheit ein fester Teil der Betriebskultur sein.[120]

Indem bei den Arbeitnehmern das Bewusstsein für den Sinn der Punktnüchternheit am Arbeitsplatz geweckt wird, unterstützen sie das verantwortungsbewusste Verhalten ge-

[119] Vgl. Rehwald, R. u. a. (2008): S. 133 f.
[120] Vgl. Faller, G. [Hrsg.] (2010): S. 212.

genüber Suchtmitteln. Durch die gezielte diesbezügliche Ausbildung von Führungskräften, die auf ein konstruktives und eindeutiges Führungsverhalten abzielt, können ungünstige und damit suchtmittelfördernde Arbeitsbedingungen abgebaut und vorbeugende Kriterien wie sozialer Rückhalt unterstützt werden.[121]

5.3.8 Umfeld alkoholfeindlich gestalten

Da auch das Umfeld Einfluss auf das Verhältnis zum Alkohol hat, sollte die Gestaltung von Betriebskantinen und Sozialräumen nicht zum Konsum von Alkohol anregen.

- Betriebskantinen, deren äußere Aufmachung eher wie eine Gaststätte und nicht als Teil des Betriebs wahrgenommen wird, animieren zum Alkoholkonsum. Abhilfe schafft hier die Einrichtung im neutralen Stil eines Bistros, die keine Assoziationen mit Alkohol provoziert.
- In der Tischkultur haben sich Paarungen von Speisen und Getränken entwickelt, die untrennbar zusammengehören zu scheinen, wie etwa die Weißwurst mit einem Bier. Das Angebot getränkeneutraler Speisen kann hier den Konsum von Alkohol reduzieren. Ein ähnlicher Effekt lässt sich durch den gezielten Einsatz von Rohkost und bestimmten Gewürzen erzielen.[122]

5.3.9 Verbote und einschränkende Regelungen

Betriebliche Alkoholverbote als Mittel zur Reduzierung des Konsums von Suchtmitteln gibt es schon seit langer Zeit. Als generelle Anweisungen sind diese immer mitbestimmungspflichtig. Einerseits lässt sich zwar durch das Verbot von Alkohol der Suchtmittelkonsum der Arbeitnehmer verringern, andererseits bedingt dies aber auch die Anwendung oft sachlich unangemessener und rechtlich zweifelhafter Kontrollen. Um eine adäquate Suchtprävention zu erreichen, sollten Hilfe und Vorbeugung nicht durch Verbote und Strafmaßnahmen ersetzt werden. Statt durch Regelungen des Suchtmittelkonsums die Persönlichkeitsrechte der Betroffenen zu tangieren, sollte diesen besser durch den aktiven Einbezug in den Prozess und die Wiederintegration eine Perspektive geboten werden.[123]

---

[121] Vgl. GKV-Spitzenverband [Hrsg.] (2010): S. 79.
[122] Vgl. Deutsche Gesetzliche Unfallversicherung [Hrsg.] (2008): S. 71.
[123] Vgl. Rehwald, R. u. a. (2008): S. 112.

5.3.10 Arbeitsplatzbedingte Ursachen beseitigen

- Arbeitnehmer, die unter Einwirkung von Staub oder Hitze tätig sind, sollten mit kostenlosen alkoholfreien Getränken versorgt werden.
- Arbeitsbedingungen, die den Missbrauch begünstigen können (permanente Über-/Unterforderung, Monotonie, einseitige physische Beanspruchung, Stress durch Lärm oder psychische Belastungen durch schlechtes Betriebsklima) sind zu reduzieren.[124]

5.3.11 Angebot vermindern

- Spirituosen sollten in Betriebskantinen grundsätzlich nicht erhältlich sein.
- Besteht kein ausnahmsloses Alkoholverbot, ist es empfehlenswert, alkoholhaltige Getränke dennoch nicht zum Verkauf anzubieten. Alkohol wie Wein, Sekt und Bier sollten zur Vermeidung der Anhäufung von Vorräten nicht in verschlossenen Behältnissen, sondern nur in Gläsern oder Bechern ausgegeben werden.
- Getränkeautomaten sind mit alkoholfreien Getränken zu bestücken.
- Zum Mittagessen in der Betriebskantine ist es ratsam, Mineralwasser gratis oder sehr günstig zur Verfügung zu stellen.[125]

---

[124] Vgl. Deutsche Gesetzliche Unfallversicherung [Hrsg.] (2008): S. 71.
[125] Vgl. ebd.

Schlussbetrachtung

Die vorliegende Bachelorarbeit beantwortet die Frage nach Möglichkeiten und Erfolgsfaktoren einer effektiven Umsetzung eines betrieblichen Gesundheitsmanagements hinsichtlich der Prävention von Suchtmittelkonsum in Unternehmen.

Die wirtschaftliche Notwendigkeit eines effektiven betrieblichen Gesundheitsmanagements hinsichtlich eines schädlichen Suchtmittelkonsums wurde ausführlich in Kapitel 4 dargestellt. Arbeitnehmer mit einem Suchtproblem beeinflussen unter Umständen das Betriebsklima, bringen sich und das Umfeld in Gefahr, minimieren die Produktivität und stören die internen Arbeitsabläufe. Insbesondere in empfindlichen Arbeitssegmenten, wie beispielsweise in der Dienstleistungsbranche, mit direktem Kundenkontakt kann dies zu erheblichen (finanziellen) Schäden für das Unternehmen führen.

Zur wirksamen Bekämpfung und Prävention von Suchterkrankungen stehen eine Vielzahl von Strategien und Maßnahmen zur Verfügung. Diese behandelten Verfahrensweisen in Kapitel 5 stellen eine Auswahl dar, welche dem Leser einen Überblick der Möglichkeiten bieten soll.

Sämtliche Maßnahmen haben einen gemeinsamen Erfolgsfaktor: das Führungspersonal. Die Umsetzung hat allerdings nur dann Erfolg, wenn das verantwortliche Führungspersonal laufend geschult und auf die Erkennung von Suchtproblemen sensibilisiert worden ist. Nur dann ist es möglich, Gegenmaßnahmen einzuleiten und den betroffenen Personen Hilfe anzubieten.

Das Thema Sucht ist ein höchst individuelles, aber auch sensibles (menschliches) Problem. Um diesen Schwierigkeiten zu begegnen, ist es notwendig, entsprechend zu reagieren. Die effektive Prävention lässt sich nicht durch harte Automatismen realisieren. Vielmehr ist, wie in Kapitel 5 dargelegt, eine verhaltens- und verhältnisorientierte Herangehensweise zu empfehlen.

Die im Gesamtüberblick festgestellten Rahmenbedingungen für deutsche Unternehmen zur Bekämpfung von Suchtmittelkonsum können als befriedigend bezeichnet werden. Dennoch ist eine intensivere Umsetzung und ein weitergehendes Verständnis der inhaltlichen

Aussagen der Ottawa Charta sowie der Luxemburger Deklaration in vielen deutschen Unternehmen wünschenswert. Insbesondere der „kleine Mittelstand", der die Basis der deutschen Wirtschaft bildet, unterschätzt weitestgehend die im Rahmen dieser Arbeit dargestellten Gefahren. In Zeiten zurückgehender Geburtenraten und des daraus resultierenden Fachkräftemangels dringt das Bewusstsein der Notwendigkeit eines betrieblichen Gesundheitsmanagements dennoch langsam auch in den „Mittelstand" durch.

Die langfristige Bindung von ausgezeichneten Fachkräften wird in Zukunft eine immer bedeutendere Rolle in der Wirtschaft spielen und einen Faktor für den Erfolg oder Misserfolg der deutschen Wirtschaft darstellen. Vor diesem Hintergrund ist auch die deutsche Politik angehalten, die bisherigen Programme laufend zu überprüfen und zusammen mit Wirtschaftsverbänden den Erfordernissen anzupassen und zu intensivieren.

Auf die Frage, welche der in Kapitel 5 ausführlich dargestellten Maßnahmen ein Unternehmen setzen sollte, kann es nur eine Antwort geben: „Es kommt darauf an!"

Ein pauschales Programm existiert nicht. Vielmehr sind die externen und internen Unternehmensfaktoren entscheidend: In welcher Branche ist das Unternehmen tätig? Wie ist die Belegschaft zusammengesetzt (Alter, Qualifikation)? Welche Hierarchien sind vorhanden? Welche Erfahrungswerte sind vorhanden? Wie groß ist das Unternehmen? Diese und noch eine Vielzahl weiterer Fragen bestimmen die Maßnahmen, welche im Unternehmen eingesetzt werden sollten.

Hat man eine Antwort auf diese Fragen gefunden und mit den möglichen Maßnahmen abgestimmt, ist eine erfolgreiche Implementierung sehr wahrscheinlich. Durch die gezielte Auswahl von Maßnahmen wird die Chance auf die effektive Umsetzung stark erhöht. Im Idealfall gewinnen bei dieser Durchführung sowohl die Unternehmen durch leistungsfähigeres Personal (weniger Ausfälle, Steigerung der Produktivität usw.) als auch die Belegschaft durch einen gesünderen Lebenswandel und höhere Zufriedenheit am Arbeitsplatz.

Literaturverzeichnis

Achilles, F. (2013): Suchtprobleme am Arbeitsplatz aus juristischer Sicht. **In:** Badura, B. u. a. **[Hrsg.]:** Fehlzeiten-Report 2013. Verdammt zum Erfolg die süchtige Arbeitsgesellschaft? Zahlen, Daten, Analysen aus allen Branchen der Wirtschaft. Berlin und Heidelberg. Springer Verlag. S. **191-197**

Amann, G. u. Wipplinger, R. [Hrsg.] (1998): Gesundheitsförderung. Ein multidimensionales Tätigkeitsfeld. Tübingen. dgvt-Verlag

AOK-Bundesverband [Hrsg.] (2007): Wirtschaftlicher Nutzen von Betrieblicher Gesundheitsförderung aus der Sicht von Unternehmen. Ergebnisse einer Managementbefragung. Bonn. **In:** http://www.aok-bgf.de/fileadmin/bgfonline/downloads/pdf/Das%20macht%20sich%20bezahlt_Bericht_2007.pdf (Download 09.01.2014)

Badura, B. u. a. (1999): Betriebliches Gesundheitsmanagement - ein Leitfaden für die Praxis. Berlin. Verlag Edition Sigma

Barmer GEK u. Deutsche Hauptstelle für Suchtfragen e. V. [Hrsg.] (2013): Alkohol am Arbeitsplatz. Eine Praxishilfe für Führungskräfte. 3. Auflage. Wuppertal und Hamm. **In:** http://www.dhs.de/fileadmin/user_upload/pdf/Broschueren/Alkohol_am_Arbeitsplatz_Fuehrungskraefte_BARMER.pdf (Download 12.01.2014)

Bedner, K. (2001): Gesundheitsschutz und Gesundheitsförderung in Betrieben. München. Rainer Hampp Verlag

Berufsgenossenschaft Energie Textil Elektro Medienerzeugnisse [Hrsg.] (2009): Suchtprobleme am Arbeitsplatz. Welche Auswirkungen hat Alkoholkonsum? Jeder kann anderen helfen. Wiesbaden. **In:** http://www.bgdp.de/pages/service/download/medien/233-14_DP.pdf (Download 17.01.2014)

Berufsgenossenschaft Handel und Warendistribution [Hrsg.] (2011): Suchtmittel im Betrieb - Intervention und Prävention. Bonn. **In:** http://www.bge.de/bge/pdf/b11.pdf (Download 13.01.2014)

BKK Bundesverband [Hrsg.] (2011): Zwei die nicht zusammenpassen: Alkohol und Arbeitswelt. Information für Vorgesetzte und betriebliche Entscheidungsträger. Essen. **In:** http://www.bkk.de/fileadmin/user_upload/PDF/Infomaterial/BKK_Bro_Alk_und_Arbeitswelt_RZ_web.pdf (Download 17.01.2014)

Brandl, G. u. Ziegler, H. (2004): Suchtprävention als Führungsaufgabe. Lösungsorientierte Strategien für den Betrieb. 3. Auflage. Wiesbaden. Universum Verlag

Bundesministerium des Inneren [Hrsg.] (2011): Demografiebericht. Bericht der Bundesregierung zur demografischen Lage und künftigen Entwicklung des Landes. Berlin. **In:** http://www.bmi.bund.de/SharedDocs/Downloads/DE/Broschueren/2012/demografiebericht.pdf?__blob=publicationFile (Download 11.01.2014)

Bundesministerium für Gesundheit [Hrsg.] (2011): Unternehmen unternehmen Gesundheit. Betriebliche Gesundheitsförderung in kleinen und mittleren Unternehmen. 2. Auflage. Köln. **In:** http://www.bmg.bund.de/fileadmin/dateien/Publikationen/Praevention/Broschueren/Broschuere_Unternehmen_unternehmen_Gesundheit_-_Betriebliche_Gesundheitsfoerderung_in_kleinen_und_mittleren_Unternehmen.pdf (Download 26.02.2014)

DAK-Gesundheit [Hrsg.] (2013): Betriebliches Gesundheitsmanagement. Jetzt die Zukunft sichern. **In:** https://www.dak.de/dak/download/Betriebliches_Gesundheitsmanagement_pdf_6_MB-1076234.pdf (Download 08.01.2014)

Deutsche Gesetzliche Unfallversicherung [Hrsg.] (2004): Unfallverhütungsvorschrift. Grundsätze der Prävention. **In:** http://publikationen.dguv.de/dguv/pdf/10002/v-a1.pdf (Download 13.01.2014)

Deutsche Gesetzliche Unfallversicherung [Hrsg.] (2008): Suchtprobleme im Betrieb. Alkohol-, Medikamente, illegale Drogen. 6. überarbeitete Auflage. Bonn

Deutsche Hauptstelle für Suchtfragen e. V. [Hrsg.] (2014): Alkohol am Arbeitsplatz - Die Auswirkungen von Alkoholkonsum. **In:** http://www.dhs.de/fileadmin/user_upload/pdf/Arbeitsfeld_Arbeitsplatz/2014_Factsheet_Alkohol_am_Arbeitsplatz.pdf (Download 25.02.2014)

Deutsche Hauptstelle für Suchtfragen e. V. [Hrsg.] (2011a): Qualitätsstandards in der betrieblichen Suchtprävention und Suchthilfe. 2. aktualisierte und ergänzte Auflage. Hamm. **In:** http://www.dhs.de/fileadmin/user_upload/pdf/Arbeitsfeld_Arbeitsplatz/Qualitaetsstandards_DHS_2011.pdf (Download 08.01.2014)

Deutsche Hauptstelle für Suchtfragen e. V. [Hrsg.] (2011b): Substanzbezogene Störungen am Arbeitsplatz. Eine Praxishilfe für Personalverantwortliche. Hamm. **In:** http://www.dhs.de/fileadmin/user_upload/pdf/Brosch%C3%BCren_Archiv/SubStoerArbeitsplatz_web.pdf (Download 17.01.2014)

Deutsche Hauptstelle für Suchtfragen e. V. [Hrsg.] (2013a): Jahrbuch Sucht 2013. Lengerich. Verlag Pabst Science Publishers

Deutsche Hauptstelle für Suchtfragen e. V. [Hrsg.] (2013b): 53. DHS Fachkonferenz Sucht „Sucht und Arbeit". Sucht und Arbeit - einige Zahlen. Düsseldorf, Essen und Hamm. **In:** http://www.dhs.de/fileadmin/user_upload/pdf/Presse/2013/2013-11-04_Sucht_und_Arbeit_-_Zahlen.pdf (Download 16.02.2014)

Deutsche Hauptstelle für Suchtfragen e. V. [Hrsg.] (2012a): Vorbeugung. Vorbeugung und Prävention. **In:** http://www.sucht-am-arbeitsplatz.de/themen/vorbeugung/vorbeugung-praevention.html (Download 15.01.2014)

Deutsche Hauptstelle für Suchtfragen e. V. [Hrsg.] (2012b): Vorbeugung. Gesundheitsförderung. **In:** http://www.sucht-am-arbeitsplatz.de/themen/vorbeugung/gesundheitsfoerderung.html (Download 15.01.2014)

Europäisches Netzwerk für betriebliche Gesundheitsförderung [Hrsg.] (2007): Luxemburger Deklaration zur betrieblichen Gesundheitsförderung in der Europäischen Union. Luxemburg. **In:** http://www.dnbgf.de/fileadmin/texte/Downloads/uploads/dokumente/2011/Luxemburger_Deklaration_09_11.pdf (Download 09.01.2014)

Faller, G. [Hrsg.] (2010): Lehrbuch Betriebliche Gesundheitsförderung. 1. Auflage. Bern. Hans Huber Verlag

Fengler, J. [Hrsg.] (2002): Handbuch der Suchtbehandlung. Beratung - Therapie - Prävention. 1. Auflage. München. Hüthig Jehle Rehm Verlag

GKV-Spitzenverband [Hrsg.] (2010): Leitfaden Prävention. Handlungsfelder und Kriterien des GKV-Spitzenverbandes zur Umsetzung von §§ 20 und 20a SGB V vom 21. Juni 2000 in der Fassung vom 27. August 2010. 2. korrigierte Fassung vom 10. November 2010. Berlin. **In:** http://www.gkv-spitzenverband.de/media/dokumente/presse/publikationen/GKV_Leitfaden_Praevention_RZ_web4_2011_15702.pdf (Download 20.01.2014)

Heinze, G. u. Reuß, M. (2009): Alkohol-, Medikamenten- und Drogenmissbrauch im Betrieb. Begriffe - Prävention - rechtliche Konsequenzen. 3., neu bearbeitete Auflage. Berlin. Erich Schmidt Verlag

Hurrelmann, K. u. a. (2007): Lehrbuch Prävention und Gesundheitsförderung. 2. überarbeitete Auflage. Bern. Hans Huber Verlag

juris (2013): ArbSchG - Gesetz über die Durchführung von Maßnahmen des Arbeitsschutzes zur Verbesserung der Sicherheit und des Gesundheitsschutzes der Beschäftigten bei der Arbeit - Aktuelle Gesamtausgabe. **In:** http://www.juris.de/purl/gesetze/_ges/ArbSchG (Download 10.01.2014)

Klett (o. J.): Gesundheit und Krankheit. **In:** http://www.klett.de/web/uploads/1145a39aa94846a064310a2675b8277ee5d92d04.pdf (Download 05.01.2014)

Landeszentrale für Gesundheit in Bayern e. V. (o. J.): Alkohol im Betrieb geht jeden an

Meyer, J. A. u. Tirpitz, A. (2008): Betriebliches Gesundheitsmanagement in KMU. Widerstände und deren Überwindung. 1. Auflage. Lohmar. Josef Eul Verlag

Rehwald, R. u. a. (2008): Betriebliche Suchtprävention und Suchthilfe. 1. Auflage. Frankfurt am Main. Bund-Verlag

Reiter, P. (2011): Das Ganzheitliche Betriebliche Gesundheitsmanagement im Krankenhaus. Standortbestimmung und Handlungsempfehlungen für Einführung und Umsetzung. 1. Auflage. Stuttgart. Ibidem Verlag

Rudow, B. (2004): Das gesunde Unternehmen. Gesundheitsmanagement, Arbeitsschutz und Personalpflege in Organisationen. München. Oldenbourg Verlag

Schumann, G. (2012): Betriebliche Intervention bei Suchtproblemen. **In:** Giesert, M. u. a. **[Hrsg.]** Sucht im Betrieb. Von der Suchtprävention zum Betrieblichen Eingliederungsmanagement. Hamburg. VSA Verlag. S. **111-129**

Stadt Graz - Magistratsdirektion Interne Krisenprävention und -intervention [Hrsg.] (o. J.): BETRIEBLICHE SUCHTPRÄVENTION UND SUCHTHILFE. Graz. **In:** http://www.graz.at/cms/dokumente/10018637_311710/89923557/Brosch%C3%BCre%20Betriebliche%20Suchtpr%C3%A4vention.pdf (Download 16.02.2014)

Statistisches Bundesamt [Hrsg.] (2009): Bevölkerung Deutschlands bis 2060. 12. koordinierte Bevölkerungsvorausberechnung. Wiesbaden. **In:** https://www.destatis.de/DE/Publikationen/Thematisch/Bevoelkerung/VorausberechnungBevoelkerung/BevoelkerungDeutschland2060Presse5124204099004.pdf?__blob=publicationFile (Download 11.01.2014)

Treier, M. u. Uhle, T. (2011): Betriebliches Gesundheitsmanagement. Gesundheitsförderung in der Arbeitswelt - Mitarbeiter einbinden, Prozesse gestalten, Erfolge messen. Berlin. Springer Verlag

Ulich, E. u. Wülser, M. (2010): Gesundheitsmanagement in Unternehmen. Arbeitspsychologische Perspektiven. 4., überarbeitete und erweiterte Auflage. Wiesbaden. Gabler Verlag

Verband Deutscher Betriebs- und Werksärzte e. V. [Hrsg.] (2009): BETRIEBLICHES GESUNDHEITSMANAGEMENT. Gesunde Mitarbeiter in gesunden Unternehmen. Betriebliche Gesundheitsförderung als betriebsärztliche Aufgabe. Ein Leitfaden für Betriebsärzte und Führungskräfte. Karlsruhe. **In:** http://www.vdbw.de/fileadmin/01-Redaktion/02-Verband/02-PDF/Leitfaden/Leitfaden_Betriebliche_Gesundheitsf%C3%B6rderung_RZ3.pdf (Download 11.01.2014)

Verband Deutscher Betriebs- und Werksärzte e. V. [Hrsg.] (2013): BESCHÄFTIGUNGSFÄHIGKEIT IM DEMOGRAFISCHEN WANDEL. Ein Leitfaden für Betriebsärzte und die Verantwortlichen im Unternehmen. Karlsruhe. **In:** http://www.vdbw.de/fileadmin/01-Redaktion/02-Verband/02-PDF/Leitfaden/Leitfaden_Demografie.pdf (Download 11.01.2014)

Waterkortte, W. (2011): Suchtprävention in Betrieb und Verwaltung - zum Umgang mit Alkohol-, Medikamenten- und Drogenmissbrauch am Arbeitsplatz. Kompaktwissen für die Praxis. Troisdorf. VPRM Verlag Personal, Recht, Management

Weltgesundheitsorganisation (1986): Ottawa Charta zur Gesundheitsförderung, 1986. **In:** http://www.euro.who.int/__data/assets/pdf_file/0006/129534/Ottawa_Charter_G.pdf (Download 25.02.2014)

World Health Organization (2003): WHO definition of Health. **In:** http://who.int/about/definition/en/print.html (Download 05.01.2014)

Wienemann, E. (2011): Suchtprävention und Suchthilfe am Arbeitsplatz. Bern. **In:** Suchtmagazin. (2 / 2011) S. **10-15**

Zentrum für wissenschaftliche Weiterbildung an der Univierstät Bielefeld e. V. [Hrsg.] (o. J.): Betriebliches Gesundheitsmanagement. Qualifizierung an der Universität Bielefeld. Bielefeld. **In:** http://www.bgm-bielefeld.de/downloads/BGM_ZWW_Broschuere.pdf (Download 12.01.2014)

Rechtsquellenverzeichnis

Arbeitsschutzgesetz (ArbSchG), in der Fassung vom 07.08.1996, zuletzt geändert durch Artikel 8 des Gesetzes vom 19.10.2013 (BGBl. I S. 3836)

Arbeitssicherheitsgesetz (ASiG), in der Fassung vom 12.12.1973, zuletzt geändert durch Artikel 3 Absatz 5 des Gesetzes vom 20.04.2013 (BGBl. I S. 868)